Belkis Albarrán
Tania Navarro

Estudio comparativo en exodoncia de terceros molares con o sin sutura

Belkis Albarrán
Tania Navarro

Estudio comparativo en exodoncia de terceros molares con o sin sutura

Odontectomia de los terceros molares con el uso y sin el uso de sutura

Editorial Académica Española

Imprint
Any brand names and product names mentioned in this book are subject to trademark, brand or patent protection and are trademarks or registered trademarks of their respective holders. The use of brand names, product names, common names, trade names, product descriptions etc. even without a particular marking in this work is in no way to be construed to mean that such names may be regarded as unrestricted in respect of trademark and brand protection legislation and could thus be used by anyone.

Cover image: www.ingimage.com

Publisher:
Editorial Académica Española
is a trademark of
International Book Market Service Ltd., member of OmniScriptum Publishing Group
17 Meldrum Street, Beau Bassin 71504, Mauritius

Printed at: see last page
ISBN: 978-620-0-33191-5

DEDICATORIA

A   Dios y mis abuelas que   siempre me acompañan.

A mis padres por haberme dado la vida y ser un estímulo ante todas las adversidades, llevándome por el camino hacia el éxito. Los amo.

A Santiago Alberto mi mayor ilusión y motor de vida

AGRADECIMIENTOS

A mis padres y mis hermanos por siempre estar pendiente y brindarme su apoyo incondicional

A Aldo por su paciencia y sus consejos.

A Tag y tita mis compañeros de largas noches de estudio.

A la Dra. Cecilia García-Arocha y Beverli García-Arocha, por su confianza y apoyo para poder alcanzar esta meta.

A la Dra. Tania Navarro por su paciencia, su dedicación y mayor disposición para lograr el presente trabajo.

Al Comité Asesor de Investigación, la Dra. Alejandra Orellana, al Dr. Gustavo Villasmil Prieto y al Dr. Gabriel Zambrano, por su invalorable asesoría, orientación, exigencia y fiel fuente de conocimiento.

A Ivonne y Fanny por ayudarme en este trabajo con reunir los pacientes necesarios para el estudio.

A las higienistas del Postgrado de Cirugía Bucal que siempre prestaron su mayor disposición.

TABLA DE CONTENIDO

Página

LISTA DE GRÁFICOS

LISTA DE FIGURAS

LISTA DE TABLAS

RESUMEN

En esta investigación se comparó el efecto del uso o no de la sutura en la síntesis de la herida, luego de la cirugía de los terceros molares retenidos, evaluando el dolor, el edema, la hemorragia y la infección, como unas de las complicaciones postoperatorias más frecuentes en las mismas. Tuvo como objetivo comparar los efectos del uso y no uso de sutura en la cirugía de terceros molares retenidos, evaluando el dolor y el edema principalmente como las complicaciones postquirúrgicas más frecuente en este tipo de cirugía. El estudio se realizó en los pacientes que acudieron al Postgrado de Cirugía Bucal de la Facultad de Odontología de la Universidad Central de Venezuela durante el periodo febrero a marzo del 2017.

El acto quirúrgico fue realizado por el mismo operador, utilizando anestesia local y realizando una incisión tres picos paramarginal para el caso de los terceros molares inferiores; y en superiores, una incisión distal y oblicua festoneada hasta mesial del segundo molar. Luego de las incisiones, se realizó el procedimiento de odontectomía de los terceros molares, donde cada paciente fue considerado grupo control y grupo estudio, porque se incluyeron lado derecho y lado izquierdo de los maxilares sin sutura y con sutura. Se obtuvo como resultado que el edema y el dolor fue menor en el lado no suturado comparado con el lado suturado, no se presentaron ni dehiscencia ni procesos infecciosos en ninguno de los dos grupos, y se presentaron más casos de hemorragia en el lado no suturado que el lado suturado.

Palabras clave: terceros molares retenidos, dolor, edema, sutura.

ABSTRACT

This study compared the effect of suture use or not on wound synthesis, after surgery of retained third molars, evaluating pain, edema, hemorrhage and infection, as one of the postoperative complications more frequent in them. The aim of this study was to compare the effects of the use and non-use of sutures in retained third molar surgery, evaluating pain and edema mainly as the most frequent postoperative complications in this type of surgery. The study was carried out in the patients who attended the Postgraduate Course in Oral Surgery of the Faculty of Dentistry of the Central University of Venezuela during the period February to March 2017 The surgical act was performed by the same operator, using local anesthesia and making an incision three paramarginal peaks for the case of the lower third molars; and in superiors, a distal and oblique scalloped incision until mesial of the second molar.

3

After the incisions, the odontectomy procedure of the third molars was performed, where each patient was considered a control group and study group, because right and left side of the jaws were included without suture and with suture. The result was that the edema and pain was lower on the unsaturated side compared to the sutured side, neither dehiscence nor infectious processes were present in either group, and there were more cases of bleeding on the non-sutured side. that the side sutured.

Key words: Impacted third molars, pain, edema, sutures.

CAPÍTULO I.   INTRODUCCIÓN

I.1 Planteamiento del Problema

Laskin [41], Hernández [42] y Gay Escoda [43] describen los terceros molares, como piezas dentarias que en el momento de su erupción pueden provocar serias complicaciones, debido a que adoptan posiciones inadecuadas por falta de espacio en los maxilares. Podrían encontrarse retenidas, incluidas o impactadas en el hueso o asociarse a lesiones quísticas, anomalías radiculares, fracturas óseas, anquilosis y otras más, aumentando cada día las indicaciones para su remoción quirúrgica. [41,42 y 43]

La extracción de los terceros molares impactados es uno de los procedimientos quirúrgicos más comunes en el área bucal y por lo general se asocia con complicaciones postoperatorias perjudiciales que pueden ser alveolitis, hemorragias, trismus, infecciones entre otras. Estas complicaciones pueden afectar las actividades de rutina de los pacientes, tales como dormir, comer, y masticar e incluso podría disuadir a algunos pacientes a partir de someterse a procedimientos quirúrgicos adicionales. [43]

Una de las principales metas de los cirujanos, a través del tiempo, ha sido controlar el cuadro de complicaciones postquirúrgicas de los terceros molares que se han generado por este procedimiento y así podríamos asegurar que el paciente continúe su rutina sin que esta intervención llegue a afectar su calidad de vida. [43]

De los pasos de la intervención quirúrgica se indagó sobre la síntesis de la herida utilizando o no sutura, que para este caso fue la seda negra, encontrándose por los resultados obtenidos, que su uso pareciera provocar más complicaciones locales postoperatorias, que cuando se repone el colgajo sobre el hueso y se deja sin suturar.

I.2 Objetivos

I.2.1 Objetivo General

Evaluar la incidencia de algunas complicaciones postoperatorias y la magnitud de los signos y síntomas clínicos en los pacientes sometidos a la odontectomía de terceros molares retenidos, comparándolas y correlacionándolas con el uso o no del material de sutura para la síntesis de la herida.

I.2.2 Objetivos Específicos

- Evaluar el grado de dolor e inflamación que presente el paciente a las 24 horas, 48 horas y siete días postquirúrgicos, para establecer su magnitud, diferenciando su localización de acuerdo con la utilización en la herida del material de síntesis y donde no se utilizó.

- Evaluar la presencia o no de sangrado y /o hemorragia procedente de la herida a las 24 horas, 48 horas y siete días postquirúrgicos, diferenciando su localización en la zona de acuerdo a si fue utilizado o no el material de síntesis.

- Determinar la incidencia de complicaciones infecciosas a las 24 horas, 48 horas y siete días postquirúrgicos, diferenciando su localización en la zona donde fue utilizado o no el material de sutura para la síntesis de la herida.

- Comparar la presencia y magnitud de signos y síntomas clínicos, complicaciones infecciosas, hemorrágicas, eritema y/o dehiscencia postoperatorias, y correlacionarlas con la utilización o no de material de síntesis en la herida.

CAPÍTULO II. MARCO TEÓRICO Y REFERENCIAL

a. DEFINICIONES

1. TERMINOLOGÍA

a.1.1 Dolor: La Asociación Internacional para el Estudio del Dolor (IASP) define esta palabra como una "experiencia sensitiva y emocional desagradable asociada a una lesión real o potencial de un tejido; que incluye una serie de conductas visibles y/o audibles que pueden ser modificadas por el aprendizaje. [14,15]

Umbral: Grado de percepción del dolor de cada paciente. [14,15]

El dolor es uno de los principales síntomas de consulta y es la primera manifestación clínica del postoperatorio, y es considerado un indicador vital de complicaciones postquirúrgicas. [1, 2].

La Asociación Internacional para el Estudio del Dolor (IASP) define esta palabra como una "experiencia sensitiva y emocional desagradable asociada a una lesión real o potencial de un tejido; que incluye una serie de conductas visibles y/o audibles que pueden ser modificadas por el aprendizaje. (14,15)

La IASP define el dolor agudo como un dolor de reciente inicio y duración probablemente limitada, que generalmente tiene una relación temporal y causal con una lesión o enfermedad. [3]

El dolor agudo postoperatorio es el máximo representante de este tipo de dolor y se describe con un inicio reciente, de duración probablemente limitada y que aparece como consecuencia de la estimulación nociceptiva resultante del trauma que se produce sobre los distintos órganos y tejidos. La característica más destacada es que la intensidad máxima del dolor ocurre en las primeras 24 horas y va disminuyendo progresivamente. [4]

El objetivo del tratamiento del dolor agudo postoperatorio es reducir o eliminar el dolor y la sensación de malestar del paciente con la menor incidencia posible de efectos adversos. Sin embargo, el control satisfactorio del dolor postoperatorio es uno de los retos más importantes que permanecen sin resolver en el ámbito quirúrgico. [5]

Todo procedimiento quirúrgico se asocia a un dolor agudo postoperatorio, cuya intensidad va disminuyendo durante los primeros días y semanas, paralelamente al proceso de cicatrización y responde eficazmente a los antiinflamatorios no esteroideos (AINES), el paracetamol y los opioides menores o mayores. [9]

El dolor postquirúrgico se produce en respuesta a la liberación de mediadores inflamatorios locales ante un estímulo doloroso, los cuales disminuyen el umbral de excitación de los nociceptores periféricos y generarán una despolarización neuronal que se transmitirá a través de las vías periféricas hasta el asta dorsal, magnificando la señal dolorosa hacia estructuras espinales y supraespinales. Por tal motivo, el paciente presentará dolor en la zona de la cicatriz quirúrgica y alrededor de la misma. Dichos cambios son reversibles habitualmente y posteriormente se restaurará la sensibilidad normal del sistema nociceptivo. Este tipo de dolor, tiene un inicio conocido y un final en relación directa con la reparación tisular. [9]

El dolor es una experiencia subjetiva compleja y no hay una herramienta para medirlo de una forma objetiva. Por lo general se mide con escalas unidimensionales, que miden sólo el componente sensorial del dolor. [10]

Existen diferentes factores que pueden modificar la percepción dolorosa del paciente, como la edad, su situación cognitiva, estado emotivo y las experiencias dolorosas previas. Estos factores hacen que un paciente presente un gran dolor, aunque no presente causas que en teoría las justifique. Esto puede inducir al médico o enfermero o kinesiólogo a subestimar el dolor, generando discrepancias entre lo que valora el personal que atiende al paciente y lo que valora el propio paciente. [11]

La valoración de la intensidad del dolor postoperatorio ha sido medida comúnmente a través de la escala visual analógica (EVA), instrumento que considera la percepción que tiene el paciente de la intensidad de dolor que está teniendo en el momento en que es interrogado y que ha servido para medir la efectividad de las intervenciones que se utilizan para aliviar este síntoma. [12]

En la escala visual analógica (EVA) la intensidad del dolor es representada en una línea de 10 cm. Uno de los extremos presenta la frase de "no dolor" y en el extremo opuesto "el peor dolor imaginable". La distancia es en centímetros desde el punto de «no dolor» a la marcada por el paciente representa la intensidad del dolor. Puede disponer o no de marcas cada centímetro, aunque para algunos autores la presencia de estas marcas disminuye su precisión. La EVA es confiable y válida para muchas poblaciones de pacientes. [12]

a.1.1.1 FISIOLOGÍA DEL DOLOR

El dolor es el resultado perceptivo final de un proceso neuronal de información sensorial particular que es iniciado

14

usualmente en la periferia y es transmitido bajo múltiples controles a través de estaciones sensoriales en el SNC hacia la corteza cerebral. [22]

Primero, la transducción de estímulos externos intensos que despolarizan las terminales periféricas de neuronas sensoriales primarias de "alto umbral" (las neuronas sensoriales primarias son llamadas de "alto umbral" debido a que requieren un estímulo fuerte que potencialmente pueda dañar al tejido para despolarizar sus terminales). Los potenciales de acción resultantes son conducidos al SNC por los axones de las neuronas sensoriales aferentes primarias, recorriendo primero por nervios periféricos y luego por raíces dorsales, los cuales luego establecen sinapsis sobre neuronas en el asta dorsal de la médula espinal. Las neuronas de proyección secundarias transmiten información hacia el tallo cerebral y el tálamo, el cual retransmite la señal hacia la corteza, hipotálamo y sistema límbico. La transmisión es modulada a todos los niveles del sistema nervioso (SN) por circuitos locales y distantes de interneuronas inhibitorias y excitatorias. [22]

Fisiológicamente los estímulos nociceptivos son captados por las terminaciones libres en la piel, músculo, articulaciones y paredes viscerales, para luego ser llevados por las fibras nerviosas periféricas a los ganglios raquídeos. [23]

Se conocen 3 tipos de receptores para el dolor: los receptores ubicados en las terminaciones libres que tienen fibras amielínicas; los mecano-receptores de umbral elevado, que por medio de sus fibras A-delta mielinizadas que captan presiones lesivas para los tejidos y los receptores polimodales de la piel que responden al calor, tacto superficial y al dolor. [23]

Ante la evidente agresión tisular se secretan varias sustancias, como iones de potasio e hidrógeno, histamina, serotonina, prostaglandinas, leucotrienos y bradicinina, dando inicio a los impulsos nerviosos y disminuyendo el umbral de otras fibras aledañas, que en situación patológica también se activan. [23]

TRANSMISIÓN

Las fibras que transmiten los impulsos pueden ser de tipo A (alfa, beta, gamma y delta), tipo B, y C, siendo las responsables de la transmisión del dolor las fibras A-delta y C ya que contienen los nocirreceptores y trasmiten el dolor de forma rápida y lenta respectivamente. [23,24]

Todas estas fibras aferentes transmiten la información producida por el estímulo al asta dorsal de la médula espinal, dónde se produce la conexión neuronal. Las fibras A-delta conectan con las neuronas de las láminas I, II, y III, mientras que las fibras C, además se conectan con interneuronas, motoneuronas y neuronas simpáticas, para subir luego por el tracto espinotalámico y espino reticular hacia el hipotálamo y luego a la corteza cerebral. [25]

Las neuronas de la lámina I se conectan con el sistema simpático y participan en los reflejos somato-simpáticos, además establecen conexiones con neuronas ventro-laterales, zonas implicadas en la regulación cardiorespiratoria, en cambio que las neuronas de las láminas profundas del asta posterior se conectan fundamentalmente hacia el área reticular del mesencéfalo y otras áreas implicadas en respuestas motoras y somato sensoriales. [25]

Tracto espino-talámico

Es la vía nociceptiva con axones que van de un lado a otro de la médula espinal para luego ascender al tálamo, formación reticular, núcleo magno del rafe y sustancia gris periacueductal, dónde se divide en haz lateral que llega al núcleo ventro-lateral del tálamo, responsables de las características discriminativas del dolor, y el haz medial que termina en el tálamo medial transmitiendo las características autonómicas del dolor. [23]

a.1.1.2 DOLOR POSTOPERATORIO

El dolor postoperatorio se caracteriza por ser de carácter nociceptivo, debido a la estimulación de los millares de receptores periféricos, los mismos que acogen y trasmiten la energía de cada impulso convertida en un potencial eléctrico.

Los nocirreceptores son estimulados por factores mecánicos y mediadores de la inflamación como las cininas, las que son liberadas desde los tejidos lesionados.

Una vez activados estos receptores por estímulos nocivos, traducen y llevan la información al asta posterior de la médula espinal por las fibras C y A. Aquí se produce la integración y modulación de la información, que luego de procesarse es transmitida al SNC, dando lugar a respuestas supra segmentarias y corticales que se expresan como dolor, así como también su manifestación subjetiva que se expresa como sufrimiento; la trasmisión de estos estímulos hasta el asta ventral de la médula espinal produce respuestas reflejas, eferente o simpática. [24,25, 26]

La incisión quirúrgica produce respuestas inflamatorias y simpáticas condicionando un estadio de sensibilización periférica, la misma que al mantenerse en el tiempo aumenta la transmisión del estímulo hasta establecer un segundo estadio de sensibilización central originando un aumento de la liberación de catecolaminas y del consumo de oxígeno, así como también de un aumento de la actividad neuroendocrina.[26]

El dolor post-extracción de terceros molares es uno de los modelos más representativos del dolor postquirúrgico agudo y ha sido utilizado con éxito a lo largo de los últimos años en la evaluación de la eficacia analgésica de los distintos fármacos antiálgicos. Condiciona comportamientos posteriores ante una nueva intervención. [16,17] El dolor suele ser de corta duración y alcanza su máxima intensidad en el período postoperatorio temprano (primeras 24 horas). Este se origina a partir de una híper estimulación de las vías nociceptivas, con gran liberación de neuropéptidos, neurotransmisores y prostaglandinas, capaces de mantener estimulados los nociceptores periféricos y centrales, así como de crear contracturas musculares reflejas y alteraciones vasomotoras simpáticas. [16].

a.1.1.3 EDEMA

La reacción inflamatoria postquirúrgica es un efecto adverso no deseado por parte de los pacientes y del cirujano. La presencia de los signos y síntomas que caracterizan la inflamación, como dolor, impotencia funcional o aumento de volumen, alteran el sistema estomatognático originando limitaciones en la ingesta alimenticia y la relación laboral y social del paciente, entre otros. [18,19]

Generalmente en la cirugía de terceros molares se realiza un colgajo y osteotomía, por lo tanto, es de esperar que el sistema inmune del cuerpo humano reconozca esta acción como un ataque, y actué en defensa para controlar el daño presente. Se han realizado diferentes estudios que contribuyen con la disminución del edema, ya sea mediante terapia farmacológica, aplicación de crioterapia, aplicación de láser de bajo nivel, uso de distintos tipos de drenajes, entre otros métodos. [20,21]

El trauma que se produce durante la cirugía ha sido considerado el factor etiológico para el proceso inflamatorio, que se acompaña de complicaciones postoperatorias. Aunque el dolor y el edema desaparecen gradualmente durante la primera semana después de la cirugía, la disminución de estas secuelas es un objetivo importante para el cirujano y los pacientes. La mayoría de los cirujanos han intentado disminuir las complicaciones después de la cirugía del tercer molar mediante la prescripción de analgésicos, Aines o los corticosteroides. [27]

En cirugía bucal, el edema es inflamatorio y generalmente es el resultado de la extravasación de fluidos de los tejidos traumatizados a causa de la destrucción u obstrucción de vasos linfáticos, resultando en el impedimento del drenaje linfático, que se acumula en los tejidos [28]. El drenaje ayudaría a la disminución de la presión y a la eliminación de factores inflamatorios locales. La colocación de un drenaje quirúrgico, ya sea intraoral como extraoral, es una técnica común de cirugía oral y maxilofacial. [13]

Los drenajes son principalmente utilizados para evacuar contenido purulento, sangre acumulada o exudado. [13]

2. ANTECEDENTES

Pérez y colaboradores, publicaron en el 2014 un estudio donde realizaron la odontectomía de los terceros molares impactados y colocaron un dispositivo para drenaje con la finalidad de determinar su efecto en la respuesta inflamatoria y de dolor. Con una muestra de 20 pacientes entre los 15 y 30 años de edad, los terceros molares impactados debían estar en la misma posición según la clasificación de Pell y Gregroy. El colgajo realizado en los procedimientos correspondió a un colgajo triangular. La realización de osteotomía y la odontosección fueron realizadas con pieza de mano de alta velocidad y fresas quirúrgicas bajo constante irrigación con solución fisiológica; tanto el lado control como experimental fueron suturados en forma discontinua utilizando seda 3.0. El tubo de drenaje no se suturaba, para su fácil retiro posterior. [13]

El esquema farmacológico utilizado en el postoperatorio en todos los pacientes fue: 1 g de paracetamol cada 8h durante 5 días junto con 15mg de meloxicam cada 24h durante 5 días. Ningún paciente recibió terapia farmacológica preoperatoria. Las 2 extracciones de cada paciente fueron realizadas por el mismo cirujano maxilofacial en un mismo acto quirúrgico, y se utilizó un tubo de drenaje tipo penrose de látex de aproximadamente 2 cm de largo, el cual se instaló intra-alveolarmente en posición retromolar. El lado control y experimental fueron definidos de forma aleatorizada, desde antes de cada procedimiento, mediante la utilización de un gestor online de aleatorizaciones, de la página web http://randomization.com.[13]

El grado de edema se determinó mediante la medición numérica a nivel cutáneo de la zona operatoria del paciente en reposo. Para ello se midió la distancia entre la zona de la apófisis mastoides y la de la sínfisis mentoniana, con un hilo que pasaba por la parte de mayor convexidad, el cual posteriormente era medido con un «metro». La diferencia entre las mediciones pre- y postoperatorias determinaron el grado de edema facial. Este procedimiento se realizó antes del procedimiento quirúrgico y a las 48h postoperatorias (momento de mayor reacción inflamatoria), momento en que también se retiró el tubo de drenaje. Una tercera medición se efectuó a los 7 días, en el momento de retirar la sutura. Todas las mediciones fueron realizadas por el mismo operador. Con relación a la evaluación del dolor se comparó el lado con y sin tubo de drenaje, utilizando la escala visual análoga (EVA). Se realizó antes del procedimiento quirúrgico y después a las 48h y a los 7 días postoperatorios. [13]

Obtiene como resultado con relación al edema, a las 48h postoperatorias la diferencia promedio entre los lados control y experimental se incrementó, siendo mayor el edema en el lado control. En el día 7 del postoperatorio la situación es más parecida en ambos lados, pero el promedio de los lados control sigue siendo mayor. Con respecto al dolor, no hay diferencias estadísticamente significativas entre lado experimental y control en la escala EVA, ni a las 48h ni a la semana postoperatoria. La mayoría de los pacientes señalaron que el método con uso de tubo de drenaje no implicó mayores molestias, sin embargo, cuando este era retirado, algunos pacientes presentaron dolor de intensidad leve a moderada. [13]

Osunde y colaboradores en el año 2012, realizaron un estudio comparativo del efecto de no sutura y múltiples suturas, evaluando su influencia en las complicaciones inflamatorias en la cirugía del tercer molar. 80 pacientes con los terceros molares inferiores retenidos, 40 pacientes sin suturas y 40 pacientes con múltiples suturas. Evaluaron dolor, edema y trismos. Las cirugías fueron realizadas bajo anestesia local, el mismo operador, siguiendo los pasos ya conocidos para la odontosección de un tercer molar. Los pacientes de ambos grupos les indicaron la misma medicación. [29]

Los pacientes fueron evaluados por el mismo observador antes de la cirugía y después de la cirugía y en el primer, segundo y séptimo día después de cirugía. El dolor fue evaluado usando una escala visual análoga de 10 cm (EVA). [29]

Los resultados demostraron que el dolor fue menor con la técnica de no sutura que los que presentaros múltiples suturas en el postoperatorio del primer segundo y séptimo día. [29]

Siguiendo con los objetivos del presente estudio Anil Kumar Danda, y colaboradores en el 2010, compararon la influencia del cierre primario y secundario en cuanto a edema y dolor postquirúrgico en la odontectomía de terceros molares. Fueron evaluados y operados 93 pacientes con los terceros molares retenidos bilateralmente, los procedimientos fueron realizados por el mismo operador. Obtuvieron dos grupos, un grupo I con cierre primario y un grupo II con cierre secundario, sirviendo el paciente como su propio control. [6]

Los datos de dolor fueron registrados por el mismo paciente en una escala visual análoga con una valoración del 0 al 5, siendo 0 ausencia de dolor y 5 dolor insoportable y fueron recolectados durante los 7 días postquirúrgicos. [6]

El cierre primario de la toma se realizó con la colocación de dos puntos de suturas; un punto en la descarga distal y otro punto en la descarga mesial. El cierre secundario fue realizado por la eliminación de una cuña de la mucosa distal al segundo molar con un punto de sutura en la descarga mesial y otro punto en la descarga distal. La sutura utilizada fue seda negra 3-0. [6]

El postoperatorio tras la cirugía de los terceros molares inferiores se caracteriza con frecuencia por la presencia de edema, dolor y a veces por el trismo. El traumatismo, y el grado de dificultad son factores importantes en el postoperatorio. Uno de los factores más estrechamente vinculado a la intensidad del dolor postoperatorio y el edema es el tipo de curación de la herida quirúrgica. Anil Kumar Danda, y colaboradores demostraron que el cierre secundario fue más cómodo para el paciente ya que el dolor fue menor que el lado del cierre primario. [6]

Otros investigadores realizaron comparaciones entre los cierres primarios y secundarios de heridas postoperatorias de cirugías de terceros molares tales como Pasqualini y colaboradores que en el 2005 publican un estudio comparativo del cierre primario y cierre secundario en la cirugía de terceros molares retenidos. Realizan un estudio con 200 pacientes que los dividen en dos grupos de 100 cada uno. Grupo I fueron sometidos a cicatrización primario y el grupo II sometidos a cicatrización secundaria. Participaron tres operadores, realizaron las cirugías bajo anestesia local, previa asepsia de la cavidad bucal con enjuague de clorhexidina al 0,12% durante un minuto, una incisión distal oblicua festoneada hasta el segundo molar con descarga en mesial del segundo molar, proceden a los pasos rutinarios que conciernen a este tipo de cirugía, al terminar la remoción del tercer molar en el grupo I para cierre primario utilizaron Ethicon 3-0 y en el grupo II de cierre secundario, removieron una cuña de mucosa de 5-6 mm de ancho distal al segundo molar y reposicionaron el colgajo y suturaron con Ethicon 3-0. [7]

Como resultado obtuvieron una diferencia significativa en cuanto a la intensidad del dolor. Siendo el grupo I (cierre primario) el que presento mayor intensidad de dolor en los 6 días posterior a la cirugía. En relación a la inflamación también hubo un resultado estadísticamente significativo de mayor inflamación en el grupo I siendo el segundo y cuarto día con mayor inflamación; comparado con el grupo II la inflamación estuvo presente, pero en menor tamaño que la del grupo I. A los siete días un 33% de los pacientes presentaron dehiscencia de la herida en distal del segundo molar inferior del grupo I, sin signos de alveolitis y no presentaron casos de hemorragia. [7]

Posteriormente Waite, P. y Cherala, S. [8] en el 2006 publican los resultados de un estudio retrospectivo, de odontectomía de terceros molares impactados, en 366 pacientes con el uso y no uso de sutura. Fueron seleccionados pacientes Asa I, II, III. Los pacientes previos a la cirugía realizaron enjuagues con clorhexidina por 20 segundos, luego bajo sedación y anestesia local con 2% de lidocaína con epinefrina 1:100.000 realizan una incisión mínimamente invasiva en forma de "V" invertida para los terceros molares inferiores y distal oblicua festoneada hasta mesial del segundo molar para los terceros molares superiores y continúan el procedimiento quirúrgico respectivo para el caso de odontectomía de terceros molares retenidos, posteriormente realizan la reposición del colgajo quedando ligeramente abierta la herida. Posteriormente fueron medicados con antibiótico y analgésico. Los pacientes fueron seleccionados aleatoriamente para el uso o no de sutura y fueron evaluados a la primera y segunda semana postquirúrgica y durante este tiempo registraron las diferentes complicaciones que conlleva esta cirugía en una encuesta escrita y telefónica. [8]

La queja de dolor se produjo en 66 pacientes de los 366 pacientes que participaron en el estudio. El dolor fue identificado con mayor intensidad de 3 de 10 en la escala analógica visual (EVA) en 29 de los 628 terceros molares superiores (4,61%), y 39 de los 652 tercero molares inferiores (5,9%). [8]

En el 2013 Mora y colaboradores realizaron un estudio con la finalidad de determinar la influencia del uso de sutura no absorbible sobre las características de cicatrización en pacientes sometidos a cirugía de terceros molares inferiores retenidos. La investigación de tipo explicativo y diseño cuasi experimental valoró: irritante local, afrontamiento de bordes, dolor, edema y sangrado post-operatorio en 200 hemiarcadas del lado derecho suturadas con seda negra 3-0 y 200 hemiarcadas del lado izquierdo donde el colgajo fue reposicionado anatómicamente. La población, estuvo constituida por 200 pacientes del género masculino y femenino, entre 18 y 28 años de edad. Los pacientes fueron observados a los 7 días de la cirugía, cuando se le retiraron los puntos y se comparó clínicamente entre el lado suturado y el no suturado. Finalmente, se realizó un segundo control a los 14 días, valorando los elementos antes descritos tomando en cuenta la no presencia de sutura en ambos lados, para esta fase. [30]

En relación al dolor, durante el primer control no se aprecia ninguna diferencia entre los grupos de estudio, ambos con 25% de dolor. Para el segundo control, se observa una diferencia (3%), siendo el grupo suturado el que presenta mayor proporción de dolor. El primer control con respecto al edema post-operatorio muestra una diferencia de 54% entre ambos grupos, siendo el suturado el que presenta mayor proporción de edema (69%). Asimismo, para el segundo control se observa una diferencia (0,5%) entre ambos grupos, encontrándose en mayor proporción el grupo sin sutura (2,5%), pero la diferencia resulta no significativa. Para el sangrado postoperatorio durante el primer control se puede apreciar una diferencia de 10% entre ambos grupos, siendo el grupo con sutura el que presenta mayor proporción de sangrado

(20%). Asimismo, para el segundo control no se observa diferencia entre ambos (0%). (30)

Para el 2014 Morejon y colaboradores realizaron un estudio analítico, longitudinal, prospectivo de casos y controles en el Hospital General Docente "Abel Santamaría Cuadrado" de Pinar del Río en el período comprendido desde septiembre de 2010 hasta julio de 2013. La muestra estuvo compuesta por 120 pacientes que asistieron a la consulta de cirugía maxilofacial por presentar los terceros molares mandibulares semiretenidos. Con el objetivo de evaluar la evolución postoperatoria en los pacientes con terceros molares inferiores semiretenidos, con cierre de la herida quirúrgica por segunda intención, según la presencia de dolor, edema, sangrado, sepsis y trismo. La muestra fue dividida en dos grupos de estudio de 60 pacientes a los que se les realizó la cirugía de los terceros molares inferiores semiretenidos mediante la técnica quirúrgica convencional, en la que se sutura la herida quirúrgica. El otro grupo de 60 pacientes que fueron operados de terceros molares inferiores semiretenidos, con su consentimiento previo por escrito a participar en la investigación y en los cuales se realizó una modificación a la técnica quirúrgica convencional, que consistió en no realizar la sutura de la herida quirúrgica, dejando que esta cicatrice por segunda intención. [31]

Todos los pacientes recibieron como indicaciones postoperatorias: aplicación de fomentos fríos durante las primeras 24 horas, medicación analgésica si presenta dolor, antibioticoterapia profiláctica, realizar ejercicios de apertura y cierre bucal pasadas 6 horas de la operación, mantenimiento de la higiene bucal y realizar colutorios de solución salina varias veces a partir del siguiente día. Los pacientes tanto del grupo control como el de estudio fueron valorados a las 72 horas de operados, a los 7 días, 15 días y 30 días. [31]

Morejon y colaboradores obtuvieron como resultado que de los 60 pacientes sometidos a cirugía mediante la técnica quirúrgica convencional con sutura del colgajo vestibular, a las 72h todos los pacientes presentaban dolor, en 48 era moderado para un 80% y en 12 era intenso para un 20%; sin embargo, de los 60 pacientes sometidos a cirugía con cierre de la herida por segunda intención, a las 72 horas solo 15 pacientes para un 25% tenían dolor ligero y el resto de los 45 pacientes operados no tenían dolor alguno. Al ser valorados los pacientes a los 7 días en el grupo tratado mediante la técnica quirúrgica convencional, aún existían 22 pacientes para un 37%, que presentaban dolor ligero, mientras que los pacientes operados mediante la técnica quirúrgica con cierre de la herida por segunda intención, a los 7,15 y 30 días el 100% de los pacientes se encontraban sin dolor. En cuanto a la presencia de edema y el tiempo de evolución por técnica quirúrgica de tratamiento, donde a las 72 horas de operados, a pesar de presentar todos los pacientes edema, en 54 de los operados con cierre de la herida por segunda intención era ligero y solo en 6 pacientes fue el edema moderado; sin embargo, mediante la técnica quirúrgica convencional a las 72h, el 67% de los pacientes tenían edema moderado y en un 33% era intenso, incluso, a los 7 días aún todo los pacientes presentaban edema y a los 15 días habían 5 pacientes con edema ligero, no así mediante la técnica quirúrgica por segunda intención que a los 7,15 y 30 días el 100% se encontraban sin edema [31]

Para el año 2007 Greco[35], realizó su trabajo especial de grado en el postgrado de Cirugía Bucal de la Universidad Central de

Venezuela, con 40 pacientes, a quienes les realizó la odontectomía de los terceros molare, con diferentes operadores, medicación analgésica previa a la cirugía, bajo anestesia local, con una incisión distal y oblicua festoneada hasta mesial del segundo molar inferior, aplicó la técnica quirúrgica para la odontosección de los molares y al finalizar la cirugía un lado fue suturado a través de tres puntos sencillos logrando un cierre primario hermético, tanto en el maxilar superior como inferior y el lado contralateral no fue suturado y se dejó cicatrizar por segunda intención, a través de la remoción de 5mm de mucosa previa a la reposición del colgajo y tomando un punto sencillo distal al segundo molar. Usó como sutura seda negra 3-0 para ambos casos. Los pacientes fueron medicados con amoxicilina de 500mg cada 8 horas por 7 días, clindamicina de 300mg cada 6 horas durante 7 días en el caso de alérgicos a la penicilina e ibuprofeno de 400mg cada 6 horas durante 3 días.[35]Greco[35] realiza la medición del edema de manera manual y con el método computarizado[36-37] ; en el método manual donde realiza la toma de medidas faciales para el edema extraoral, con el uso d una regla flexible usando como puntos de referencia una medida que vienes desde el ángulo externo del ojo hasta el ángulo gonial y un segundo punto de referencia que parte desde el ala tragus de la nariz. El método computarizado modelo U.C.V.[36-37] es realizado mediante la toma de fotografías durante los controles postquirúrgicos que luego fueron llevadas a un programa de Photo shop para la realización de las curvas de edema presentada en los pacientes y la información fue vaciada en un programa de Excel para la obtención de los resultados. [35]

Continuando con los antecedentes de estudios previos para la evaluación del cierre primario versus el cierre secundario,

Sthory[38] en el año 2008 realizó un estudio de “Resultados clínicos de las odontectomías de terceros molares, sin el uso de suturas, en pacientes que asisten al postgrado de Cirugía Bucal de la Universidad Central de Venezuela. Donde realizó la odontectomía de 80 terceros molares en diferentes grados de angulación a 20 pacientes. Bajo anestesia local realiza una incisión paramarginal en forma “V” para terceros molares superiores y una incisión de “V” invertida para terceros molares inferiores, realizó el procedimiento quirúrgico correspondiente para la odontectomía de los terceros molares y al finalizar reposiciono el colgajo sin el uso de material de síntesis. Posteriormente los pacientes fueron medicados con amoxicilina de 500mg cada 8 horas por 7 días e ibuprofeno de 400mg cada 6 horas por 3 a 5 días.[38]

Marco Metodológico

II.1 TIPO Y DISEÑO DE INVESTIGACIÓN

Cuasi-experimental: se analizan las complicaciones del tejido bucal y extraoral frente al uso y no de la sutura seda negra 3-0 después de la cirugía bucal.

De Campo: el investigador recolecta los datos en el lugar donde se realizará la investigación, directamente en el Postgrado de Cirugía Bucal de la Universidad Central de Venezuela.

II.1.1 POBLACIÓN Y MUESTRA

Población femenina y masculina con una muestra de 30 pacientes

CRITERIOS DE INCLUSIÓN

- Pacientes del sexo masculino y femenino entre 16-30 años de edad.
- Pacientes con indicación de exodoncia de terceros molares que se encuentren retenidos.
- Pacientes Asa I y Asa II.
- Pacientes que aceptaron participar en la investigación y firmaron el consentimiento informado.

CRITERIOS DE EXCLUSIÓN

- Terceros molares que se encontraban erupcionados o semi-erupcionados.
- Pacientes que no aceptaron participar en la investigación.
- Pacientes que se encontraban bajo medicación farmacológica que podía influenciar en el proceso postoperatorio.

- Pacientes que no cumplieron con las asistencias postoperatorias indicadas para la recolección de los datos necesarios para el estudio.

II.1.2 VARIABLES DEL ESTUDIO

Operacionalización de las Variables

VARIABLE	INDICADORES	TIPO DE VARIABLE	MÉTODO ESTADÍSTICO PARA SU ANÁLISIS
A. Dolor	a1. Del 1 al 10	Cuantitativa	Chi cuadrado
B. Edema	b1. Distancia ángulo externo del ojo- ángulo gonial en mm b 2. Distancia Tragus-ala de la nariz en mm	Cuantitativa	Chi cuadrado
C. Hemorragia	b. SI/NO	Cualitativa	T de Student
D. Infección	c. SI/NO	Cualitativa	T de Student
E. Eritema	d. SI/NO	Cualitativa	T de Student
F. Dehiscencia	e. SI/NO	Cualitativa	T de Student

Tabla I. Operacionalización de las variables

II.1.3 RECOLECCIÓN, PROCESAMIENTO Y ANÁLISIS DE DATOS

a. Técnicas de Recolección de datos

Entrevista

Observación

b. Instrumentos de Recolección de datos

Escala de estimación

Lista de cotejo

Instrumentos de medición

c. Técnicas de Procesamiento de Datos

Tablas

d. Técnica de Análisis de Datos

Análisis estadístico: descriptivo e inferencial

III. 1.4 MATERIALES Y MÉTODO

III.1.4.1 - LUGAR DE LA INVESTIGACIÓN

El estudio es realizado en el postgrado de Cirugía Bucal de la Facultad de Odontología de la Universidad Central de Venezuela en el periodo de febrero – marzo 2017.

III.1.4.2 - TIPO DE ESTUDIO

El presente estudio es cuasi-experimental, de tipo correlacional con un diseño longitudinal, con una evaluación pretest, tres evaluaciones postest, bajo dos condiciones una con sutura y otra sin sutura, sirviendo el paciente como su propio control.

III.1.4.3.- TAMAÑO DE LA MUESTRA

Muestra no probabilística conformada por 30 pacientes, seleccionados de acuerdo a los criterios de inclusión.

Todo el protocolo fue presentado y aceptado por el Comité de Bioética de la Facultad de

Odontología de la Universidad Central de Venezuela. (ver anexo V)

Los 30 pacientes, fueron seleccionados durante el periodo de febrero a marzo del 2017. Se utilizó la historia clínica del servicio del postgrado de Cirugía Bucal de la Facultad de Odontología de la Universidad Central de Venezuela, posteriormente se entregó el consentimiento informado al paciente para autorizar ser parte del estudio y cumplir con los criterios de inclusión. (ver anexo VI)

Los casos estudiados en este trabajo fueron una muestra de 30 pacientes que presentaron 82 terceros molares retenidos. De los cuales 60 fueron cordales inferiores (80.5%) y 22 cordales superiores (19.5%). Se decidió que siendo el mismo paciente el grupo control, los terceros molares de ambos lados debían estar en la misma posición, según la clasificación de Pell y

Gregory en el caso de los inferiores, y en las cordales superiores la clasificación de Winter e igualmente debían presentar la misma posición, profundidad y angulación que la de su homólogo.

De los 30 pacientes, 24 pertenecían al sexo femenino y 6 al sexo masculino. Con un promedio de edad de 25,6 años.

DISTRIBUCIÓN DE PACIENTES POR GÉNERO Y PROMEDIO DE EDAD

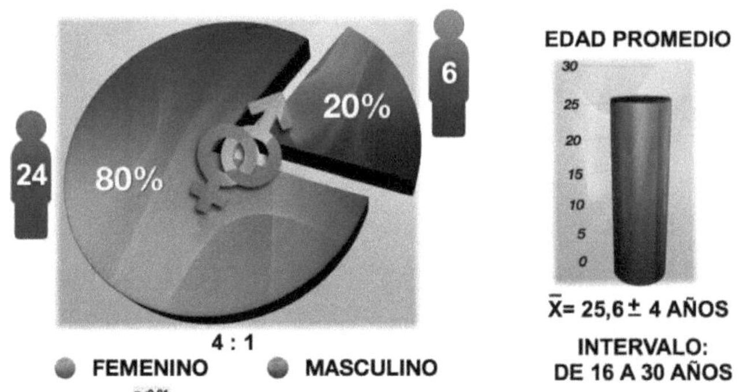

Gráfico 1. Distribución por sexo y edad de los pacientes que pertenecen a la serie de casos.

Todos los pacientes cumplieron con el protocolo de investigación que se realizó durante los controles, y asistieron al primer día, al quinto y séptimo día postquirúrgicos.

III.1.5 METODOLOGÍA

III.1.5.1 TÉCNICA QUIRÚRGICA

El tratamiento quirúrgico fue realizado por el mismo residente, utilizando anestesia local, del tipo Lidocaína al 2% con epinefrina 1:80.000, realizando una incisión para cordales tres picos paramarginal, desde la rama mandibular, horizontal y después fue continuada por una incisión vertical desde el ángulo de la línea distovestibular del segundo molar, y apical hacia la línea mucogingival aproximadamente entre 8 a 10 mm, respetando un collar de encía distal al segundo molar inferior, el cual debe medir aproximadamente 5mm;[6,29,36] en el caso de cordales inferiores, la inserción del músculo masetero favorece que el colgajo se mantenga en su posición posterior a su reposición; y una incisión distal oblicua festoneada hasta mesial del segundo molar superior en el caso de cordales superiores con elevación del colgajo de espesor total. Se procedió a la realización de osteotomía con pieza de mano de alta velocidad y refrigeración con solución Isotónica de cloruro de sodio, y posteriormente la odontosección de los terceros molares retenidos con una fresa quirúrgica 702, lavado de la zona y reposición del colgajo.

Se colocó sutura seda negra 3-0 de un lado con un punto simple, y el lado contralateral no fue suturado, obteniendo así un cierre primario y otro cierre secundario respectivamente. Los pacientes fueron medicados con ibuprofeno de 600mg cada 8 horas por tres días como analgésico, y amoxicilina de 500mg cada 8 horas por 7 días; en caso de alergia a la penicilina se indicó clindamicina de 300mg cada 6 horas por 7 días como antibiótico.

El mismo paciente se convirtió en grupo control entre la zona suturada y la zona no suturada. El lado a suturar no siempre fue el mismo para evitar que la habilidad y destreza del operador influyera en la morbilidad postoperatoria.

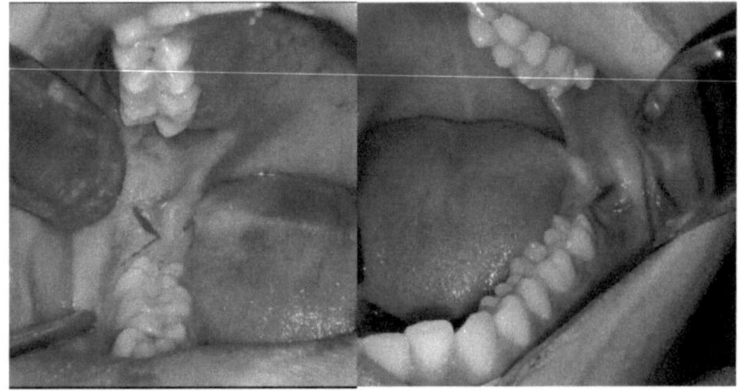

Figura 1. Fotografía clínica intraoperatoria, donde podemos observar las incisiones tres picos paramarginal.

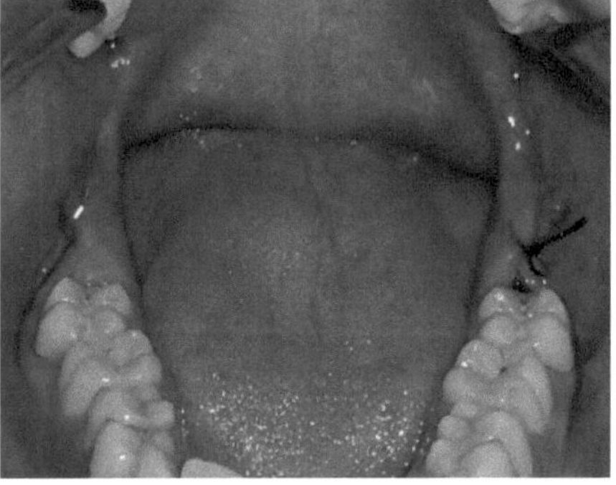

Figura 2. Se observa la reposición de los colgajos, posterior a las odontectomías y evidenciamos el lado con sutura para cierre primario y el lado sin sutura para cierre secundario.

III.1.5.2 METODOLOGÍA DE EVALUACIÓN DÍA 0 (Día de la cirugía)

Se realizó la fotografía inicial a color con el paciente posicionado en el cefalostato, se usó una cámara modelo Sony Cyber-Shot, modelo DSC-W620 de 14.1 mega pixeles y un zoom optical de 5X. Posteriormente se realizaron las medidas faciales (medias manuales) con una cinta métrica flexible, sin presionar la zona, tomando como puntos de referencia la distancia desde el tragus de la oreja hasta el ala de la nariz en su borde inferior la segunda referencia de medida fue desde el ángulo gonial hasta el ángulo externo del ojo.[7-39-40]

DÍA 1 (Control postoperatorio a las 24 horas después de la cirugía)

Se toma la fotografía extraoral a color, con el paciente ubicado en el cefalostato, para observar y registrar ambas zonas, la suturada y la no suturada.

Se realiza la toma de las medidas faciales de manera manual tanto del lado derecho como izquierdo.

Se evalúa clínicamente si hay o no la presencia de hemorragia u otra condición adversa.

DÍA 5 (Control al quinto día postquirúrgico)

Se toma la fotografía extraoral a color, con el paciente ubicado en el cefalostato, para observar y registrar ambas zonas, la suturada y la no suturada.

Se realiza la toma de las medidas faciales de manera manual tanto del lado derecho como izquierdo. Se evalúa clínicamente si hay o no la presencia de hemorragia u otra condición adversa.

DÍA 7 (séptimo día postquirúrgico)

Se toma la fotografía extraoral a color, con el paciente ubicado en el cefalostato, para observar y registrar ambas zonas, la suturada y la no suturada.

Se realiza la toma de las medidas faciales de manera manual tanto del lado derecho como izquierdo.

 Se evalúa clínicamente si hay o no la presencia de hemorragia u otra condición adversa.

En este último control se observa y se registra en el instrumento de recolección de información las condiciones de la herida: la intensidad del eritema (leve-moderado-severo), si había presencia o no de detritus dentro de la herida y la presencia o no de dehiscencia tanto en el cierre primario como en el cierre secundario.

Cabe destacar que todas las cirugías y la recolección de la información postoperatoria fueron realizadas por el mismo operador.

Se realizó el retiro de sutura.

Todos los pacientes que participaron es este trabajo asistieron a sus controles postoperatorio siendo evaluados por el mismo operador las variables de edema y hemorragia, al primer día, al quinto día y al séptimo día. Evaluándose las condiciones de la herida solo al séptimo día.

III.1.5.3 MEDICIÓN EL EDEMA

Para medir el edema se realizó de dos formas, uno manual y otro computarizado.[36,37]

El método manual se realizó con el uso de una cinta métrica flexible plástica expresada en centímetros y milímetros. Dichas medidas fueron tomadas previas a la cirugía, al primer día, al quinto y séptimo día postquirúrgico.

Los puntos de referencias utilizados fueron para la primera medida desde el ángulo gonial hasta el ángulo externo del ojo. El segundo punto de referencia fue desde el tragus de la oreja hasta el borde inferior del ala de la nariz. Las medidas fueron tomadas en milímetros y registradas en el instrumento de recolección. Se pudo observar clínicamente y cuantitativamente la diferencia de volumen que existía entre cada lado del mismo paciente. Estas medidas fueron vaciadas en el instrumento de recolección que se diseñó para el mismo el cual contemplaba el nombre y apellido del paciente, edad, sexo y dientes extraídos; luego presentaba un segmento de cierre primario y cierre secundario para cada día de evaluación donde se colocaba la medida de resultaba desde el ángulo externo del ojo hasta el ángulo gonial y otra línea para la medida de la distancia entre ala de la nariz tragus de la oreja.

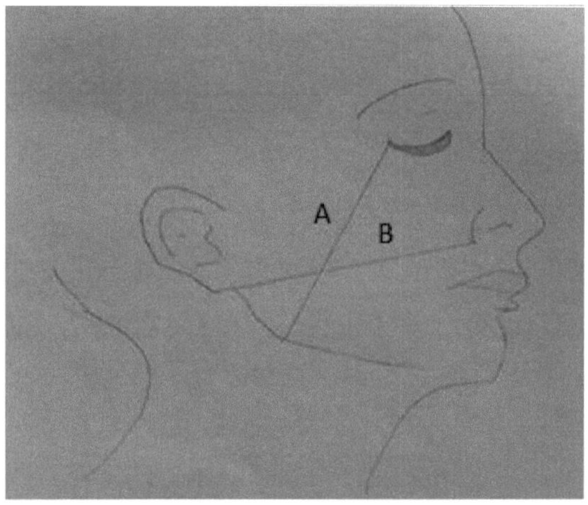

Figura 3. Podemos observar los dos puntos de referencia para la medición manual. Punto A es el que va desde el ángulo externo del ojo hasta el ángulo gonial y el punto B desde el tragus de la oreja hasta el borde inferior del ala de la nariz.

El método computarizado fue realizado con la toma de fotografías a color extra oral, con una cámara modelo Sony Cyber-Shot, modelo DSC-W620 de 14.1 mega pixeles y un zoom optical de 5X. El paciente se encontraba ubicado en el cefalostato para obtener una posición fija del mismo con la ayuda de las guías auditivas, que nos permitiera posteriormente evaluar la variación en cuanto al volumen facial que presentó después de la cirugía. La cámara fue colocada en un trípode a la altura de la cara, a un metro de distancia del paciente. Como lo indica el modelo Facultad Odontología U.C.V. para medición de edema extrabucal.[36-37]

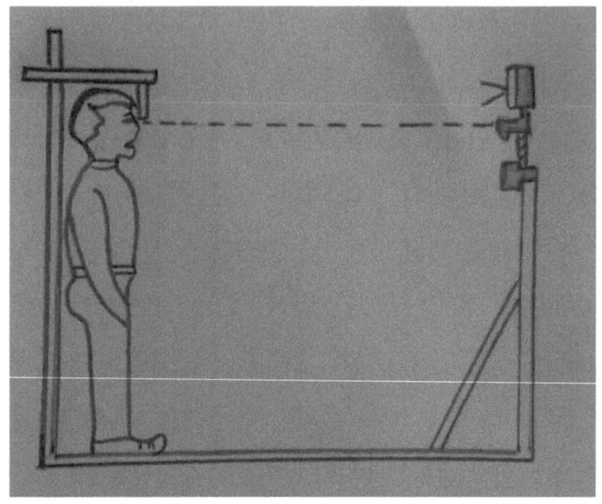

Figura 4. Observamos la posición del paciente en el cefalostato frente al trípode con la cámara.

Las fotos son colocadas en el programa de Photo shop versión SC16 para Windows sobre una plantilla cuadriculada con medidas en milímetros donde se le realizaron trazos que siguieran el contorno del tercio medio e inferior del paciente, desde el lóbulo de oreja hasta el lóbulo contralateral; se determinan las coordenadas en los planos de los ejes X y Y. Posteriormente se realiza la superposición de las fotos del día primero, quinto y séptimo día sobre la foto del día 0 y así poder observar la conducta del edema día a día.

Luego se obtienen los datos de cada uno de los puntos que conforman las líneas del contorno de cada lado de la cara del paciente, y son vaciados en una base de datos en el programa de Microsoft Office Excel 2007, Los valores para calcular el valor promedio que cuantifica el área del edema esta predeterminado por el programa del Modelo Facultad de Odontología U.C.V del Dr. Cedeño[36] y Ghanem[37] en un eje cartesiano se extrapola al programa para obtener los valores, se obtienen los resultados de la diferencia de área entre la línea A y la línea B, y la diferencia de área entre la línea A y la línea C. [36-37]

III.1.5.4 MEDICIÓN DE LA HEMORRAGIA

Durante los controles postquirúrgicos los pacientes fueron evaluados e interrogados si hubo o no la presencia de hemorragia. La información fue vaciada en el instrumento de recolección diseñada para este estudio que comprendía los datos del paciente como nombre y apellido, edad, sexo y dientes extraídos. Luego presentaba un segmento donde decía presencia de hemorragia si o no, si la zona era derecha o izquierda, se marcaba con una X de acuerdo a la evaluación clínica del observador y el interrogatorio al paciente. Esto se evaluó al primer, quinto y séptimo día postquirúrgico. (ver anexo I)

III.1.5.5 EVALUACIÓN DE LA HERIDA

A la observación clínica realizada el último día del control post operatorio (séptimo día), se evaluó en qué condiciones se

65

encontraban las heridas y haciendo el registro en el instrumento de recolección de información donde se reflejó si hubo o no dehiscencia, si hubo no presencia de detritus y si hubo presencia de eritema leve, moderado o severo. El instrumento de recolección diseñado constaba de los datos del paciente como nombre y apellido, edad, sexo y dientes extraídos. Luego constaba de tres preguntas: 1. Presencia de dehiscencia en cierre primario y en cierre secundario. 2. Intensidad del eritema Leve, moderado y severo para cierre primario y cierre secundario y 3. Presencia de detritus de alimentos para cierre primario y cierre secundario. Y colocar una X de acuerdo al caso. (Ver anexo V)

III.1.6 ANÁLISIS ESTADÍSTICO

Tratamiento estadístico de los datos

Teniendo en cuenta el tipo de variables del estudio, el nivel de medición en que vienen expresados los resultados de éstas, la forma en que ocurren los resultados y el tamaño de la muestra, los datos se recolectaron y trataron desde dos ámbitos de la estadística, es decir, desde el punto de vista descriptivo e inferencial.

Descriptivo: la información de las variables se recolectó durante el proceso experimental mediante el instrumento de recolección de datos (encuesta) y se clasificaron, ordenaron y presentaron en forma tabular para su análisis y discusión, paralelamente se emplearon estadísticos descriptivos: media, desviación típica y porcentajes para medir los resultados de la diferentes variables del estudio (grupo sin sutura, grupo con sutura, edema, hemorragia, dehiscencia, y eritema), así como de algunos gráficos para visualizar los comportamientos de los resultados así obtenidos.

Inferencial: al analizar las variables, sus valores y la medida en que se expresaron sus resultados y la forma cómo ocurrieron, se seleccionó la prueba estadística que mejor se adecuó a los factores antes mencionados, ya que una medida puede arrojar un valor bajo en una situación concreta, no porque las variables estudiadas no están relacionadas, sino porqué ésta medida "prueba estadística" no sería sensible al tipo de relación presente entre los datos. Para relacionar la prueba estadística correcta, además de las características particulares de cada medida, se tomó en cuenta cosas tales como el tamaño de la muestra, el tipo de variables estudiadas y la hipótesis a contrastar. Entre los estadísticos empleados se señalan:

I. Se realizó un contraste de hipótesis mediante la prueba paramétrica de Chi-Cuadrado, comparando el comportamiento de los lados con sutura y sin sutura de variables clínica como edema, dolor, hemorragia, dehiscencia, eritema, procesos infecciosos. Para todos los contrastes de hipótesis realizados se empleó un nivel de confianza del 99% y un nivel de significancia de $\alpha=0,001$.

Considerándose el rechazo de la hipótesis nula (Ho), cuando el p-valor asociado al estadístico del contraste sea menos que el nivel de significación fijado, es decir, $\alpha < 0,001$ ($p<0,001$).

Se planteó como hipótesis nula H_0: que no existen diferencias estadísticamente significativas entre los grupos de cierre primario y cierre secundario considerando las variables clínicas del estudio.

Como hipótesis alternativa H_1: se plantea si hay diferencias estadísticamente significativas entre los grupos de cierre primario y de cierre secundario.

Para el procesamiento estadístico descriptivo e inferencial antes descrito se empleó el Software Estadístico SPSS para Macintosh, Versión N° 25, en español.

CAPÍTULO IV. RESULTADOS

IV.1. EDEMA
IV.1.1 MEDICIÓN EXTRAORAL

Los pacientes que participaron en esta serie de casos fueron evaluados clínicamente y se tomaron medidas faciales desde los siguientes puntos:

	Edema Cierre Primario con sutura							
	DÍA 0		DÍA 1		DÍA 5		DÍA 7	
	AEO-AG	DT-AN	AEO-AG	DT-AN	AEO-AG	DT-AN	AEO-AG	DT-AN
1	115	118	121	121	118	120	116	118
2	126	124	130	133	136	127	125	124
3	112	109	115	111	117	111	110	110
4	114	112	121	115	123	126	115	112
5	115	122	117	125	118	125	116	123
6	113	115	113	118	116	121	120	120
7	111	116	119	116	115	116	113	116
8	116	120	119	120	120	121	117	121
9	109	117	111	118	112	118	110	118
10	126	121	130	122	130	122	127	121
11	114	116	115	120	115	120	114	116
12	116	120	120	125	120	121	118	121
13	108	115	113	115	110	116	110	115
14	133	135	136	137	135	135	133	136
15	111	114	113	116	112	114	112	108
16	115	125	118	130	121	127	115	125
17	117	125	121	127	122	127	117	125
18	116	121	121	126	118	123	117	121
19	122	125	127	127	123	125	123	125
20	118	124	122	128	123	125	121	124
21	115	125	120	130	117	127	117	127
22	120	120	122	125	122	120	122	120
23	132	130	137	137	137	130	134	131
24	111	121	111	121	110	121	111	121
25	103	125	128	128	110	125	108	125
26	108	126	114	126	108	126	108	126
27	105	110	106	110	109	116	111	110
28	111	111	112	111	112	115	111	111
29	114	124	120	127	115	124	115	124
30	118	113	122	115	120	115	119	114
PROMEDIO	115,47	119,97	119,80	122,67	118,80	121,97	116,83	120,27
DESVIACIÓN	7,0	6,1	7,3	7,3	7,7	5,3	6,6	6,5

Tabla Nº2. Representa las medidas del edema facial para el método manual, del lado suturado de los 30 pacientes en los diferentes días evaluados. Con su valor promedio y desviación estándar.

En la Tabla N° 2. Se observan todas las medidas tomadas por la técnica manual a los 30 pacientes de este estudio, entre el día cero y el séptimo día, expresadas en milímetros, de las mediciones del edema en el lado con sutura, para la referencia ángulo externo del ojo al ángulo gonial (AEO-AG) y para la referencia tragus de la oreja ala de la nariz (DT-AN). Se obtuvo el valor promedio de cada día para cada punto de referencia, el cual se observa en el renglón del promedio, y se obtuvo la desviación estándar (DE).

Para la medida AEO-AG el día cero, el promedio fue de 115,4mm con una DE de 7,8; el día uno fue de 119,8mm con una y DE de 7,3; para el quinto día fue de 118,8mm y una DE de 7,7; y el séptimo día fue de 116,8mm y una DE de 6,6.

Para la medida DT-AN el día cero fue de 119,9mm y una DE de 6,1 para el día uno fue de 122,7mm y una DE de 7,3; el quinto día fue de 121,9mm y una DE de 5,3; y el séptimo día fue de 120,2mm y una DE de 6,5. La desviación estándar obtenida del valor promedio de medidas por cada día evaluado de la Tabla No2 significa que en el grupo que tiene la mayor desviación hay mayor probabilidad de tener el proceso de edema de manera menos controlada, la desviación máxima fue de 7,7 para la medida AEO-AG el quinto día y de 7,3 para la media DT-AN el primer día. Se sacó el valor promedio más alto para ambas medidas en el primer día, y se obtuvo que el edema fue mayor durante el día uno postquirúrgico del lado con sutura. El resultado es estadísticamente significativo para la medida AEO-AG que apoya la hipótesis H_1.

| | Edema Cierre Primario sin sutura | | | | | | | |
| | DÍA 0 | | DÍA 1 | | DÍA 5 | | DÍA 7 | |
	AEO-AG	DT-AN	AEO-AG	DT-AN	AEO-AG	DT-AN	AEO-AG	DT-AN
1	113	115	117	115	113	1 17	113	115
2	122	131	124	132	125	132	122	131
3	109	110	111	115	112	111	110	110
4	108	115	112	117	115	120	109	115
5	115	120	116	125	118	125	116	120
6	110	116	115	116	113	116	115	116
7	110	115	110	119	110	118	110	115
8	115	114	117	115	121	118	115	114
9	110	120	110	120	110	120	110	120
10	126	120	126	120	126	120	126	120
11	120	123	120	123	120	123	120	123
12	112	118	112	118	112	118	112	118
13	115	117	117	120	116	120	115	117
14	126	127	126	127	126	127	126	127
15	104	108	114	112	105	111	104	110
16	118	122	119	123	119	123	118	122
17	114	120	116	121	115	120	114	120
18	116	116	116	117	116	116	116	116
19	121	125	127	130	121	130	121	125
20	130	130	130	130	131	124	130	130
21	111	125	111	125	111	125	111	125
22	126	126	127	128	126	126	126	126
23	122	130	123	130	122	130	122	130
24	115	120	118	122	117	120	115	120
25	105	124	105	128	105	124	105	124
26	109	125	115	127	109	125	109	125
27	101	109	110	111	108	111	113	112
28	109	111	109	114	109	113	109	111
29	117	113	122	114	122	113	120	113
30	115	114	117	114	116	114	115	114
PROMEDIO	114,80	119,30	117,07	120,93	116,30	120,33	115,57	119,47
DESVIACIÓN	7,0	6,4	6,3	6,1	6,7	5,8	6,5	6,1

Tabla N°3. Representa las medidas del edema facial por el método manual del lado sin sutura de los 30 pacientes en los diferentes días evaluados. Con su valor promedio y desviación estándar.

75

En la TablaN°3. Se recogen las medidas tomadas a los 30 pacientes en el lado sin sutura para las medidas ángulo externo del ojo hasta el ángulo gonial (AEO-AG) y la medida del ala de la nariz al tragus de la oreja (DT-AN).

Se observa que para la distancia AEO-AG el día cero el valor promedio es de 114.8mm y una DE de 7,0; día uno es de 117.0mm y una DE de 6,3; el día cinco es de 116.3mm y una DE de 6,7; y el séptimo día es de 115.5mm y una DE de 6,5.

 Para la referencia DT-AN el valor promedio para el día cero 119.3mm y una DE de 6,4; para el día uno120.9mm y una DE de 6,1; para el día cinco es de 120.3mm y una DE de 5,8; y para el día siete es de 119.4mm y una DE de 6,1.
La desviación estándar de la tabla No3 significa que en el grupo que tiene la mayor

desviación tiene más probabilidad de tener el proceso de edema de manera menos controlada. Se encontró que la desviación estándar fue de 7,0 para la medida AEO-AG el día cero y de 6,4 para la media DT-AN el día cero. Siendo el día uno el del valor promedio más alto, lo que quiere decir que el edema fue mayor durante el día uno postquirúrgico en el lado sin sutura. Siendo un resultado estadísticamente significativo para la medida AEO-AG que apoya la hipótesis H_1.

Comparando el lado del cierre primario con el lado del cierre secundario en referencia a la distancia promedio desde el ángulo externo el ojo hasta el gonion y la referencia distancia tragus ala de la nariz, se realizó el día cero, a las 24 horas, al quinto y séptimo día postquirúrgico. Estas medidas fueron tomadas en milímetros como se observan en las tablas No2 y No3. Y se pueden observar de una mejor manera en el Gráfico

2 y Gráfico 3, donde se refleja que el lado suturado presenta mayor edema que el lado no suturado. Estos resultados con base en los valores promedio de los 30 pacientes de la muestra que dan un resultado estadísticamente significativo para la medida AEO-AG, apoyan la H_1 de que si hay diferencias estadísticamente significativas entre los grupos de cierre primario y de cierre secundario.(Ver Gráfico 2).

Para la medida DT-AN no se observan resultados estadísticamente significativos, de igual forma se mantiene que el lado suturado presenta mayor edema que el lado no suturado. (Ver Gráfico 3).

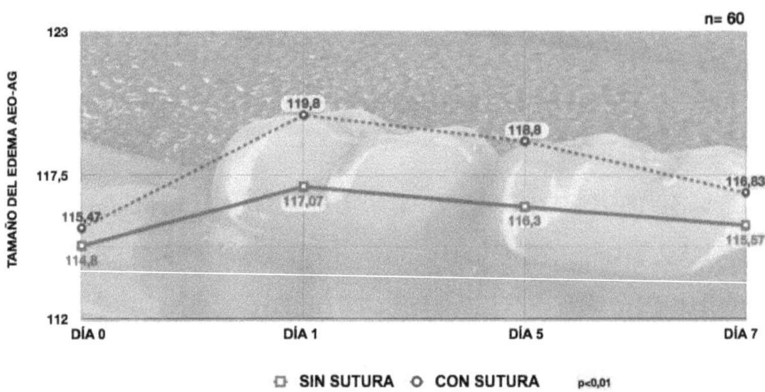

Gráfico 2. Distribución de Edema por grupo de estudio en relación a la medida desde el ángulo externo del ojo hasta el ángulo gonial.

Se muestran los valores promedios en milímetros por días y por grupos con sutura y sin sutura. Donde podemos observar una gran diferencia de mayor edema en el grupo del lado que fue suturado, en comparación con el grupo que no fue suturado que presentó menor edema. Con un nivel de significancia de P< 0,01 para la muestra del presente estudio y un 99%de confiabilidad.

Según valores promedios que se encuentran en las Tablas N° 1 y N° 2.

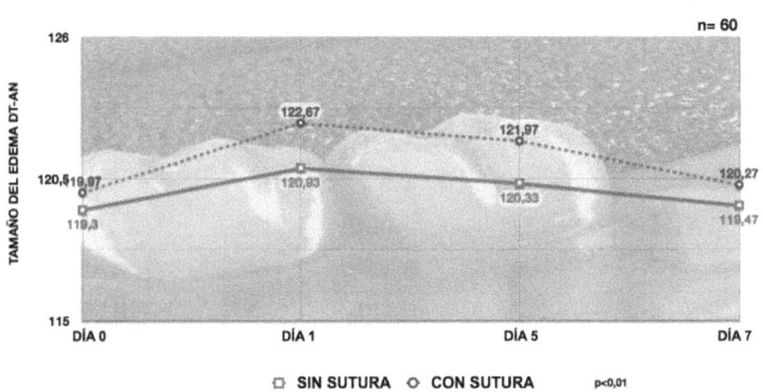

Gráfico 3. Distribución de edema por grupo de estudio en relación a la medida tragus ala de la nariz.

IV.1.2. MEDICIÓN UTILIZANDO MODELO FACULTAD ODONTOLOGÍA U.C.V.

Para medir el edema con el método computarizado, se utilizó el programa diseñado en Microsoft Office Excel para el modelo Facultad de Odontología U.C.V. (Ghanem-Cedeño)[32-38] de medición de Edema Extrabucal expresado en las curvas de la Tabla N°3.

Curva A				Curva B				Curva C	
X	Y			X	Y			X	Y
-6,090	-1,230	1		-6,090	-1,230	1		-6,090	-1,230
-6,000	-0,460	2		-6,140	-0,460	2		-6,000	-0,460
-5,890	0,560	3		-6,120	0,560	3		-5,890	0,560
-5,700	1,550	4		-6,000	1,550	4		-5,700	1,550
-5,330	2,540	5		-5,730	2,540	5		-5,330	2,540
-4,990	3,280	6		-5,470	3,390	6		-4,990	3,280
-4,500	4,000	7		-4,970	4,340	7		-4,500	4,000
-3,970	4,550	8		-4,370	5,040	8		-3,970	4,550
-2,980	5,270	9		-3,510	5,500	9		-2,980	5,270
-1,980	5,750	10		-2,490	5,860	10		-1,980	5,750

Tabla No 4. Medidas faciales obtenidas por el método computarizado en el lado con sutura y el lado sin sutura.

Las curvas A y B de la Tabla N°4 representan el valor promedio de las mediciones del edema en los trazados milimétricos realizadas en las fotografías de los 10 pacientes de los días cero, día uno, quinto y séptimo día, utilizando el programa computarizado, expresado en los valores de los ejes X e Y, donde la curva A representa el lado con sutura, la curva B representa el lado sin sutura y la curva C con las medidas del paciente No 8 como ejemplo del estudio. Estos promedios se visualizan también en el Gráfico N° 4, donde la línea azul representa el lado con sutura y la línea roja representa el lado sin sutura.

En el Gráfico 4, utilizando el método computarizado, podemos observar que el área de mayor edema fue el lado con sutura midiendo 1322mm², mientras que el lado sin sutura midió 933mm². Estos resultados se pueden observar de una mejor manera con la Foto N°1 que es la preoperatoria, la Foto

N°2 que fue tomada el día uno, la Foto N°3 tomada el día cinco y en la Foto N°4 tomada el séptimo día.

Es evidente al comparar los valores, que en los casos donde no se utilizó la sutura, el edema postoperatorio fue menor y al hacer el análisis estadístico se obtuvo un valor p<0,01 que nos indica que son estadísticamente significativos para muestra estudiada, con un 99% nivel de confianza.

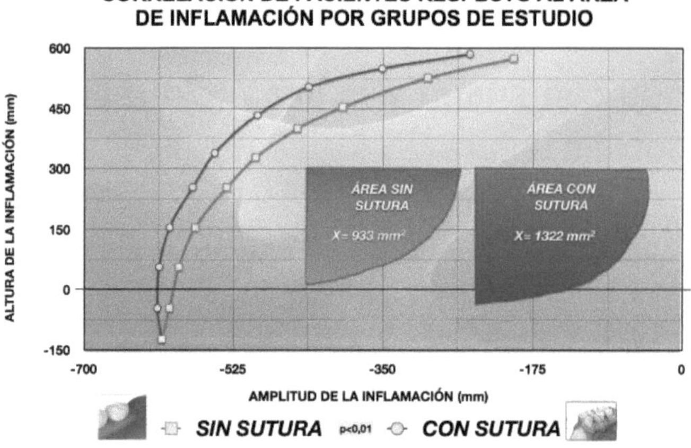

Gráfico 4. Modelo Facultad de Odontología U.C.V. Distribución del área de inflamación por grupo de estudio.

83

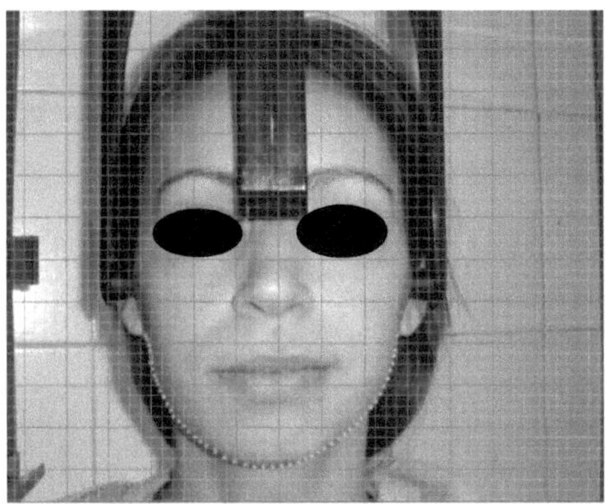

Foto No1. Día 0. Contorno del paciente previo a la cirugía.

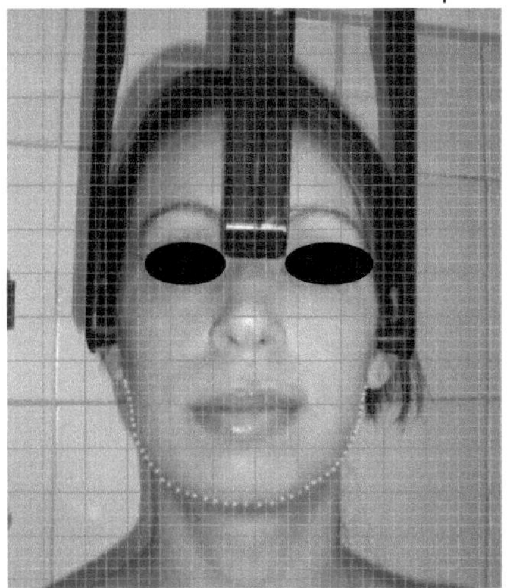

Foto No2. Día 1

Observamos en la Foto Nº2, el paciente a las primeras 24 horas posterior a la odontectomía, se distingue la presencia de mayor edema del lado derecho que fue suturado comparado con el contralateral que presenta menor edema.

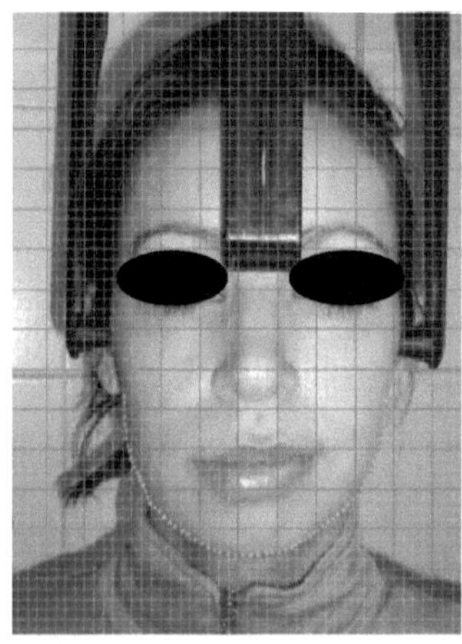

Foto No3. Día 5

En la Foto Nº3. Se observa el contorno del paciente donde se distingue la diferencia del edema en cada lado, siendo el derecho el lado suturado el que presenta mayor

aumento en comparación con el lado no
suturado. También podemos observar que
ha disminuido ligeramente en comparación
con el día uno.

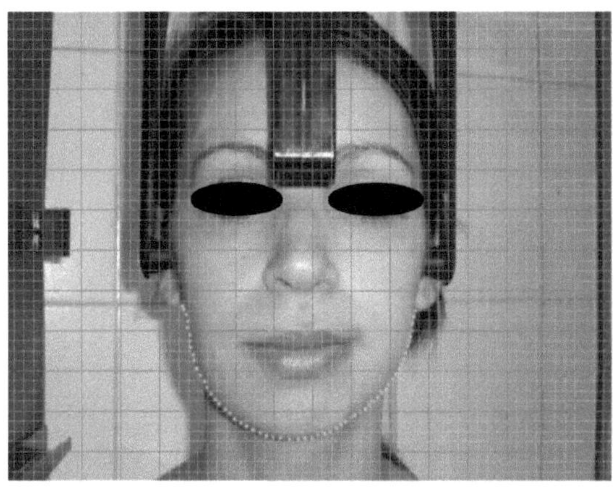

Foto No4. Día 7.

En la Foto N°4 observamos el contorno del
paciente, ya al séptimo día postquirúrgico
donde el edema ha disminuido en ambos
lados y no se observa mucho la diferencia
entre el lado con sutura y el lado sin sutura.

IV.2. HEMORRAGIA

Los resultados de la hemorragia fueron obtenidos por la observación clínica y el interrogatorio al paciente, haciéndose la evaluación al primer día, al quinto y séptimo día postquirúrgico. Tal como se expresa en la Tabla N°5, se observa el resultado de los 30 pacientes evaluados, donde se ve que tres casos del lado con sutura presentaron hemorragia el día uno y cuatro casos del lado sin sutura presentó hemorragia el día uno. En la evaluación del quinto día se reportó un caso en el lado con sutura y un caso en el lado sin sutura, en el séptimo día no se reportó hemorragia. Este resultado no fue estadísticamente significativo para la muestra de este estudio. Los Resultados que se expresan en la Tabla N° 5 los podemos apreciar de una mejor manera en el Gráfico 5.

En el Gráfico 5, podemos observar que en el lado con sutura el día 1 que es igual a las primeras 24 horas, solo un 25 % presentó hemorragia y en el lado sin sutura un 10% presentó hemorragia del 100% de la muestra. El quinto día un 8% de la muestra del lado con sutura presento hemorragia y del lado sin sutura un 2% presentó hemorragia. El séptimo día no se observó hemorragia en ninguno de los dos lados de los 30 pacientes evaluados para este estudio. Lo que demuestra que no hubo diferencias significativas durante los controles postquirúrgico entre el grupo control, es decir el grupo con sutura y el grupo sin sutura.

Hemorragia - Cierre Primario con sutura			Hemorragia - Cierre secundario sin sutura		
Día 1	Día 5	Día7	Día 1	Día 5	Día7
No	No	No	No	No	No
No	No	No	Si	No	No
Si	No	No	No	No	No
No	No	No	No	No	No
No	No	No	No	No	No
No	No	No	No	No	No
No	No	No	No	No	No
No	No	No	No	No	No
No	No	No	No	No	No
Si	No	No	No	No	No
No	No	No	No	No	No
No	No	No	No	No	No
No	No	No	No	No	No
No	No	No	No	No	No
No	No	No	No	No	No
No	No	No	No	No	No
No	No	No	No	Si	No
No	No	No	No	No	No
No	No	No	No	No	No
No	No	No	No	No	No
No	Si	No	No	No	No
No	No	No	No	No	No
No	No	No	No	No	No
No	No	No	No	No	No
No	No	No	No	No	No
No	No	No	Si	No	No
Si	No	No	Si	No	No
No	No	No	Si	No	No
No	No	No	No	No	No
No	No	No	No	No	No

Tabla No 5. Presencia o no de hemorragia en el lado con sutura y el lado sin sutura.

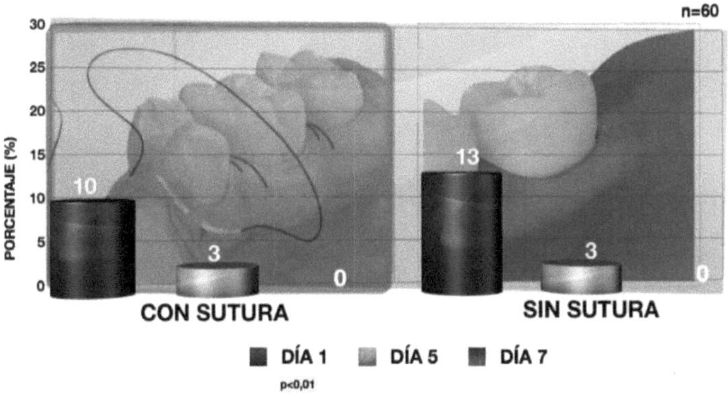

Grafico 5. Distribución de pacientes con hemorragia por grupo de estudio.

IV.3. Dolor

Los resultados del dolor se obtuvieron mediante un interrogatorio al paciente y el uso de la Escala Visual Análoga, haciéndose la evaluación clínica al primer día, al quinto día y al séptimo día postquirúrgico. Tal como se expresa en la tabla Nº6 se observa el resultado de los 30 pacientes evaluados donde se aprecia que en el lado con sutura se presenta mayor dolor que el lado sin sutura, siendo el primer día postquirúrgico el que presenta el valor promedio más alto. Este resultado fue estadísticamente significativo para la muestra de este estudio. Los Resultados que se expresan en la Tabla N° 6 los podemos apreciar de una mejor manera en el Gráfico 6.

	Dolor					
	Con sutura			Sin sutura		
	Día 1	Día 5	Día 7	Día 1	Día 5	Día 7
1	3	3	0	2	0	0
2	6	3	0	4	1	0
3	6	0	0	4	0	0
4	4	6	4	6	3	0
5	4	0	0	2	0	0
6	4	3	1	4	2	1
7	7	5	2	4	2	0
8	10	5	0	5	0	0
9	5	0	0	0	2	0
10	0	0	0	0	0	0
11	5	3	0	0	0	0
12	4	1	0	5	1	0
13	1	0	1	2	0	0
14	6	4	0	4	1	0
15	7	8	1	1	3	0
16	5	0	0	0	0	0
17	2	5	2	0	0	0
18	5	4	2	4	2	4
19	0	0	0	5	5	4
20	2	0	0	1	0	0
21	1	0	0	1	0	0
22	3	0	0	3	0	0
23	6	2	0	2	0	0
24	8	2	0	2	0	0
25	3	0	0	1	0	0
26	6	4	0	3	1	0
27	9	1	2	2	0	0
28	7	2	0	0	4	0
29	5	5	3	4	0	0
30	6	4	0	0	0	0
Valor promedio	4,67	2,33	0,60	2,37	0,90	0,30

Tabla N° 6 Presencia o no de dolor en el lado con sutura y el lado sin sutura.

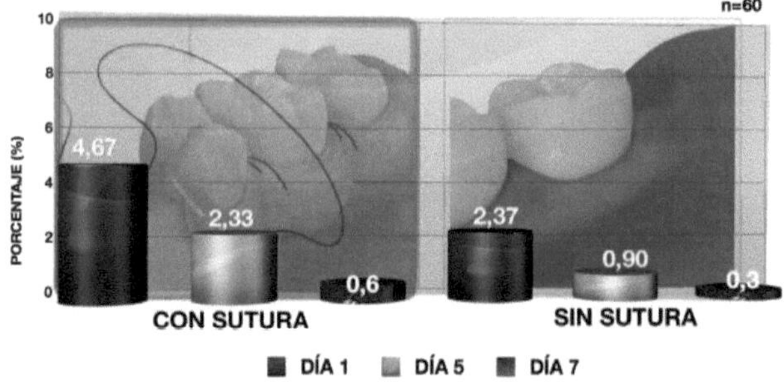

Grafico 6. Distribución de pacientes con dolor por grupo de estudio.

1. CICATRIZACIÓN DE LA HERIDA

Presencia de dehiscencia		Intensidad del eritema		Presencia de detritus alimentos	
Cierre primario	Cierre secundario	Cierre primario	Cierre secundario	cierre primario	cierre secundario
No	No	Leve	No	No	Si
No	No	No	Leve	No	No
No	No	Leve	No	No	No
No	No	Leve	No	No	No
No	No	Moderado	No	Si	No
No	No	Moderado	Leve	No	No
No	No	Moderado	Leve	No	No
No	No	No	Leve	No	No
No	No	Leve	No	No	No
No	No	Moderado	Leve	No	No
No	No	Moderado	Leve	No	No
No	No	Leve	No	No	No
No	No	Leve	No	Si	No
No	No	Leve	No	No	No
No	No	No	Leve	No	No
No	No	Leve	No	No	No
No	No	Moderado	No	No	No
No	No	Moderado	Leve	No	No
No	No	Moderado	Leve	No	No
No	No	Moderado	Leve	No	No
No	No	Moderado	Leve	No	No
No	No	Moderado	Leve	No	No
Si	Si	Moderado	Leve	Si	Si
No	No	Leve	No	No	No
No	No	Leve	Leve	No	No
No	No	No	Leve	Si	Si
No	No	Moderado	Leve	Si	No
No	No	Leve	Moderado	No	No
No	No	Moderado	No	No	Si
No	No	Moderado	Leve	No	No

Tabla Nº7.   Condiciones de la herida expresado de una manera cualitativa, evaluados el séptimo día de control postquirúrgico.

En la Tabla N° 7. Se observa la información obtenida de la evaluación clínica sobre las condiciones de la herida, al séptimo día de evaluación postquirúrgica de los 30 pacientes que participaron en este estudio, donde se obtuvo como resultado un paciente con dehiscencia de la herida en el lado con sutura y un paciente en el lado sin sutura. En este trabajo, se observó la presencia de eritema local en 16 pacientes con sutura y sólo en 4 pacientes sin sutura, obteniendo un resultado estadísticamente significativo para esta muestra con un 99% de confiabilidad. La presencia de detritus fue de 4 pacientes del lado con sutura y de 2 pacientes del lado sin sutura, siendo un resultado estadísticamente significativo para este estudio.

Según los datos de la Tabla N°7 utilizados en el Gráfico 7, evidenciamos que no hay presencia de dehiscencia en ninguno de los dos grupos. La presencia del eritema local estuvo presente más en el grupo con suturas de cierre primario (control) ya que se puedo observar en 16 lados, mientras que en el lado sin suturas fue menor, solo se observó en 4 lados del grupo de cierre secundario no suturado. Siendo estadísticamente significativo p<0,01 para la muestra de este estudio. El resultado de presencia de detritus fue mayor en el lado con sutura siendo 4 lados en comparación con el lado sin sutura que solo fueron 2 lados siendo un resultados estadísticamente significativo p<0,01 para la muestra de este estudio.. La no presencia de dehiscencia entre el lado suturado y no suturado no es un resultado estadísticamente significativo para la muestra del presente estudio.

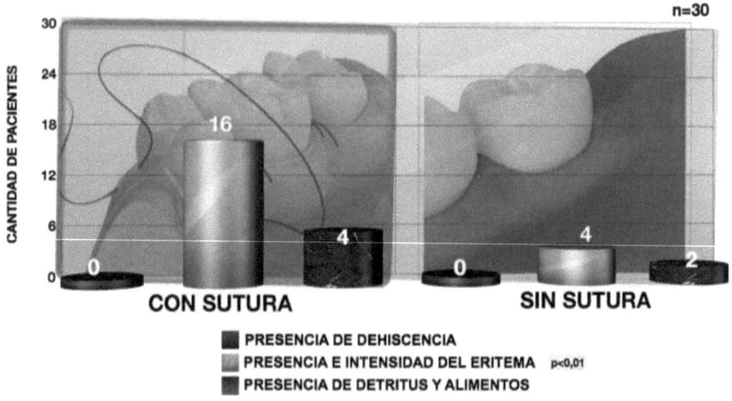

Grafico 7. Condiciones de las heridas evaluadas al séptimo día del control postquirúrgico.

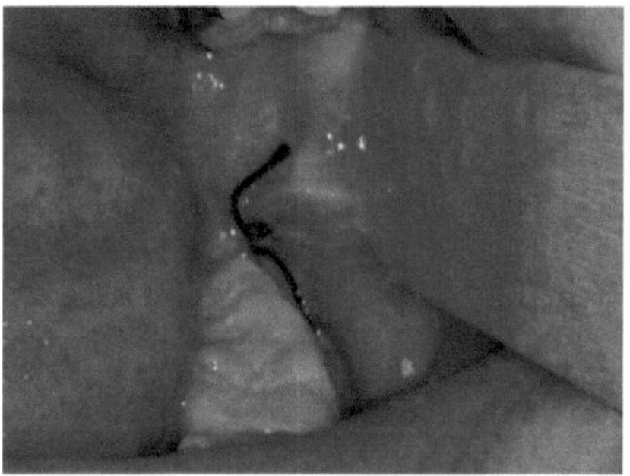

Figura 5. Observamos al séptimo día postquirúrgico las condiciones de la herida del cierre primario con sutura

En la Figura 5 se puede apreciar un eritema moderado, no hay presencia de dehiscencia

97

y la ausencia de detritus. Posteriormente se realizó el retiro de sutura.

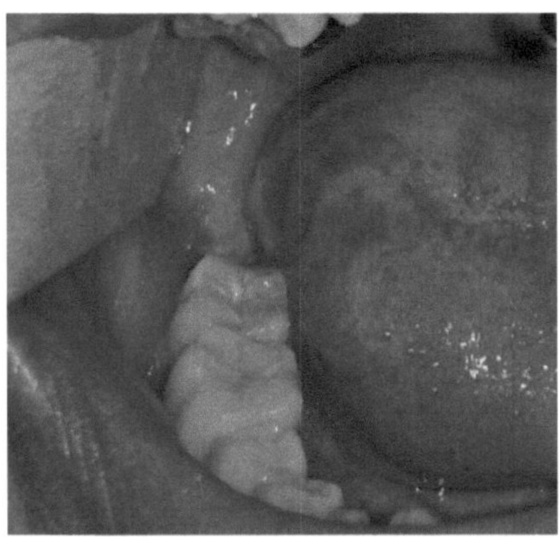

Figura 6. Observamos al séptimo día postquirúrgico las condiciones de la herida de cierre secundario sin sutura.

Figura 6 se observa un eritema leve, no hay presencia de dehiscencia y la ausencia de detritus.

IV.4. COMPLICACIONES INFECCIOSAS

De las 82 heridas realizadas en 30 pacientes, se pudo observar que en relación a la presencia o no de complicación infecciosa, el resultado es un 100% de no presencia de infección para el grupo con sutura y el grupo sin sutura, es decir que no hubo presencia de infección en la herida para ninguno de los dos grupos estudiados.

	Proceso infeccioso					
	Con sutura			Sin sutura		
	Día 1	Día 5	Día 7	Día 1	Día 5	Día 7
1	No	No	No	No	No	No
2	No	No	No	No	No	No
3	No	No	No	No	No	No
4	No	No	No	No	No	No
5	No	No	No	No	No	No
6	No	No	No	No	No	No
7	No	No	No	No	No	No
8	No	No	No	No	No	No
9	No	No	No	No	No	No
10	No	No	No	No	No	No
11	No	No	No	No	No	No
12	No	No	No	No	No	No
13	No	No	No	No	No	No
14	No	No	No	No	No	No
15	No	No	No	No	No	No
16	No	No	No	No	No	No
17	No	No	No	No	No	No
18	No	No	No	No	No	No
19	No	No	No	No	No	No
20	No	No	No	No	No	No
21	No	No	No	No	No	No
22	No	No	No	No	No	No
23	No	No	No	No	No	No
24	No	No	No	No	No	No
25	No	No	No	No	No	No
26	No	No	No	No	No	No
27	No	No	No	No	No	No
28	No	No	No	No	No	No
29	No	No	No	No	No	No
30	No	No	No	No	No	No

Tabla Nº8. Presencia o no de proceso infeccioso en el lado con sutura y el lado sin sutura.

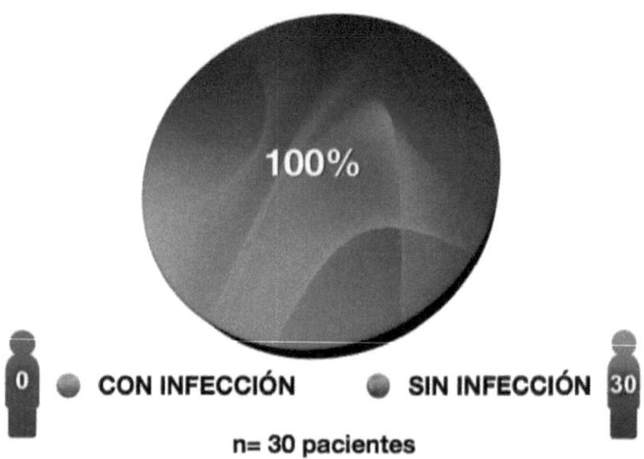

Grafico 8. Resultados de las complicaciones infecciosas.

IV.2 DISCUSIÓN

En este trabajo realizado con una muestra de 30 pacientes, el paciente fue el control de sí mismo, se obtuvo como resultado que el lado suturado presentó mayor edema y dolor que el lado no suturado siendo un resultado similar al de Osunde[29] en el 2012 y al de Anil Kumar Danda y colaboradores [6], Mora y colaboadores en el 2013[30] y Morejon en el 2014[31] y estadísticamente significativo para la muestra del presente estudio. Se observó que el edema facial presentó un valor promedio mayor a las 24 horas. Sin embargo, durante el período postoperatorio disminuyó considerablemente al séptimo día. Al separar las 2 técnicas, los valores medios del edema en la cara fueron mayores en el grupo con cierre primario (grupo control). En cuanto al dolor se obtuvo un resultado similar siendo el lado no suturado el que presentó menos dolor en comparación con el lado que fue suturado

Los resultados del presente estudio se asemejan a los de Pasqualini y colaboradores [7] en cuanto al edema y la hemorragia, sin embargo diferimos con ellos en que no tuvimos ningún caso de dehiscencia de la herida ni complicaciones de alveolitis.

Son comparables los resultados de nuestro estudio con los presentados por Waite y Cherala[28] en el 2006, ya que la hemorragia, junto con otras complicaciones las reportaron en un 28,3 % de los pacientes atendidos y se resolvieron localmente sin tratamiento adicional; en nuestro caso para la muestra de 30 pacientes se presentó Hemorragia, sólo en cuatro pacientes del lado con sutura y en cinco pacientes del lado sin Sutura, lo que representó un 25% para el lado con sutura y un 10% para el lado sin sutura; también coincidimos en que hubo menor edema en la zona que no fue suturada. En ambos estudios no se reflejaron complicaciones infecciosas.

En este trabajo no se reportaron dehiscencias en ninguno de los grupos estudiados, el cual difiere de los resultados presentados por Greco [35] y Sthory[38], que fueron trabajos muy similares al presente estudio, ellos reportan como mayor complicación que fue la presencia de dehiscencia de un 45% para cierre primario y un 55% para cierre secundario, Greco[35] y Sthrory.[38] No reportaron complicaciones infecciosas en el presente estudio el cual coincide con los resultados de Sthory[38] y Greco.[35]

En nuestro estudio encontramos resultados similares al que reportó Greco[35], en cuanto a la presencia de un edema mayor en el lado con sutura ,tanto en la evaluación del edema con la medición manual como con la computarizada. Diferimos en los resultados de Greco [35] en el análisis estadístico, porque para nuestro estudio fueron significativos para las mediciones entre ángulo externo del ojo y el ángulo gonial.

En el presente estudio reportamos que solo siete lados presentaron hemorragia siendo de mayor presencia en el lado no suturado con cuatro pacientes y tres paciente en el lado suturado durante el día uno y dos pacientes el quinto día uno del lado suturado y uno del lado no suturado, al séptimo día no se presentaron hemorragias, no coincide con Sthory[38] quien reporta como tercera complicación la presencia de hemorragia en dos pacientes de una muestra de 20 pacientes.

IV.3 CONCLUSIONES

Como resultado del estudio clínico y analítico de esta serie de casos, establecemos las siguientes conclusiones:

1. En casos de igual dificultad intraoperatoria, la cicatrización por segunda intención produjo menos edema y dolor postoperatorio al hacer síntesis de la herida sólo afrontando los bordes de la misma herida, que cuando se colocaron puntos de sutura.

2. No se presentaron complicaciones infecciosas en cierre primario ni cierre secundario que pudiese incidir en el proceso de cicatrización.

3. Se observó clínicamente mayor eritema local intraoral en el lado

cuya herida fue suturada comparado con el lado que no fue suturado.

4. Al séptimo día de control postquirúrgico no se observó dehiscencia de la herida en lado con sutura ni el lado sin sutura.

5. Se presentaron más casos de hemorragia en el lado no suturado a la evaluación de las primeras 24 horas, en comparación con el grupo control

6. La cicatrización por segunda intención en la cirugía de terceros molares podría ser una opción, porque además de reducir el tiempo quirúrgico, y la manipulación del tejido blando, provocaría menos edema y dolor postoperatorio,

haciéndolo más confortable para el paciente.

IV.4 RECOMENDACIÓN

Los Cirujanos buscamos que nuestros pacientes tengan un postoperatorio lo más confortable posible por tal motivo el edema y el dolor siempre serán objetivos de estudio y se recomienda continuar esta investigación para profundizar más en el tema y lograr ese confort que tanto deseamos en nuestros pacientes.

La incisión tres picos paramarginal usada para este estudio, dada sus características, tal vez contribuyó a la no dehiscencia, por lo tanto podría implementarse como una opción para la técnica quirúrgica de odontectomía de los terceros molares retenidos.

IV.5 REFERENCIAS BIBLIOGRÁFICAS

1. Fernández D, Gordo F, Real J, Méndez H, López S. Manejo de la analgesia postoperatoria en las primeras 24 horas en un Hospital de segundo nivel. Estudio observacional. Rev. Soc. Esp. Dolor. 2006; 13:18–23

2. Marcote C, Santiago J, Salmerón J, Muñoz-Blanco F. Complicaciones del dolor postoperatorio. Rev. Soc. Esp. Dolor. 2001; 8:194–211. Citado por Machado Alba JE, Quintero AM, Mena García MF, Castaño Carmona CA, López Saldarriaga EM, Marín Zuluaga DC, Marulanda Quiceno VA, Mejía Acevedo J. Evaluación del manejo del dolor postquirúrgico en pacientes adultos de una clínica de tercer nivel de Pereira Colombia. Investigaciones Andina 201214547-559. Disponible en:

http://www.redalyc.org/articulo.oa?id=2
39024339005. Fecha de consulta: 20
de octubre de 2015.

3. Aznar, O. Evaluación de la eficacia
analgésica de protocolos de dolor
agudo postoperatorio. Barcelona, 10
de junio de 2010.

4. López Álvarez, S; López Gutiérrez, A;
Argente Navarro, P; Zaballos García,
M; Gomar Sancho, C.
Recomendaciones prácticas para el
tratamiento del dolor agudo
postoperatorio mediante técnicas
analgésicas continuas. Valencia.
Publicaciones Ámbito. 2010: pág 7,
13-19, 25-29.

5. Muñoz-Blanco F, Salmerón J,
Santiago J and Marcote C.
Complicaciones del dolor

postoperatorio. Revista de la Sociedad Española de Dolor, 2001; 8: 194-211.

6. Kumar, A., Murali K., Narayanan, V., Siddareddi, A. Influence of Primary and Secondary Closure of Surgical Wound After Impacted Mandibular Third Molar Removal on Postoperative Pain and Swelling—A Comparative and Split Mouth Study. American Association of Oral and Maxillofacial Surgeons. 2010. 309-312.

7. Pasqualini, D., Cocero, N., Castella, A., Mela, L., Bracco, P. Primary and secondary closure of the surgical wound after removal of impacted mandibular third molars: a comparative study. Int. J. Oral Maxillofac. Surg. 2005; 34: 52–57.

8. Waite, P., Cherala, *S.* Surgical Outcomes for Suture-Less Surgery in

366 Impacted Third Molar Patients. American Association of Oral and Maxillofacial Surgeons. 64:669-673, 2006.

9. Ribera H., Esteve N. y Garrido J.P. La transición de dolor agudo postoperatorio a crónico: ¿qué sabemos? Servicio de Anestesia, Reanimación y Terapéutica del Dolor. Hospital Universitario Son Espases. Palma de Mallorca. Rev Soc Esp Dolor 2012; 19(4): 197-208.

10. Briggs M, Closs JS. A descriptive study of the use of visual analogue scales and verbal rating scales for the assessment of postoperative pain in orthopedic patients. J Pain Symptom Manage 1999; 18:438-46.

11. Chiappero G, Villarejo F. Manual de ventilación mecánica: libro del Comité

de Neumonología Crítica de la SATI. 1ra Ed. Buenos Aires: Médica Panamericana, 2008.

12. De Loach LJ, Higgins MS, Caplan AB, Stiff JL. The visual analog scale in the immediate postoperative period: intrasubject variability and correlation with a numeric scale. Anesth Analg. 1998; 86:102-6. Citado por Machado Alba JE, Quintero AM, Mena García MF, Castaño Carmona CA, López Saldarriaga EM, Marín Zuluaga DC, Marulanda Quiceno VA, Mejía Acevedo J. Evaluación del manejo del dolor postquirúrgico en pacientes adultos de una clínica de tercer nivel de Pereira Colombia. Investigaciones Andina 201214547-559. Disponible en: http://www.redalyc.org/articulo.oa?id=2 39024339005. Fecha de consulta: 20 de octubre de 2015.

13.	Pérez H., Bravo R., Mardones M., Argandoña J. Estudio comparativo en la utilización de drenaje postextracion de terceros molares impactados. Revista Española de Cirugía Oral y Maxilofacial. 2 0 1 6;38(2):70–75.

14.	Vidal M., Torres L. M., J. A. De Andrés, M. Moreno-Azcoitia. Estudio Observacional sobre el dolor postoperatorio leve o moderado desde el punto de vista del anestesiólogo en España. PATHOS. Revista de la Sociedad Española de Dolor, 2007 (8): 550-567.

15.	Ekadaktylos AK, Buggy DJ, Moriarty DC, March E, Sessler DI. Can anesthesics technique for primary breast cancer surgery affect recurrence of metastases? Anesthesiology 2006; 105 (4): 660-4.

16. González de Mejía N. Postoperative multimodal analgesic. Rev Soc Esp Dolor. 2005; 12: 112-118.

17. Olmedo M, Vallecillo M, Gálvez R. Relación de variables del paciente y la intervención con el dolor y la inflamación postoperatoria en la exodoncia de terceros molares. Medicina Oral. 2002; 7(5): 360.

18. Savin J, Ogden GR. Third molar surgery – a preliminary report on aspects affecting quality of life in the early postoperative period. Br J Oral Maxillofac Surg. 1997;35: 246–53.

19. Conrad SM, Blakey GH, Shugars DA, Marciani RD, Phillips C, White RP. Patient's perception of recovery after

third molar surgery. J Oral Maxillofac Surg. 1999; 57:1288–94.

20.   Al-Khateeb TH, Nusair Y. Effect of the proteolytic enzyme serrapeptase on swelling, pain and trismus after surgical extraction of mandibular third molars. Int J Oral Maxillofac Surg. 2008; 37:264–8.

21.   Capuzzi P, Montebugnoli L, Vaccaro MA. Extraction of impacted third molars: A longitudinal prospective study on factors that affect postoperative recovery. Oral Surg Oral Med Oral Pathol. 1994; 77:341–3

22.   Griffin RS, Woolf CJ. Pharmacology of Analgesia. In: Golan DE, Tashjian AH, editors. Principles of Pharmacology – The Pathophysiologic Basis of Drug

Therapy. Philadelphia: Lippincot Williams & Wilkins; 2005. p. 230-243.

23. Perena, MJ. Perena, MF, Royo, R. Romera, E. Neuroanatomía del dolor. Revista de la Sociedad Española Dolor. 2000. Citado por Vásquez Velasco María Cristina. "Manejo del dolor postquirúrgico en los pacientes del Servicio de cirugía y gíneco-obstetricia del hospital Homero castanier crespo de la ciudad de azogues, durante El año 2011" en la tesis para obtención del título de médica. Universidad de Cuenca, Facultad de Ciencias Médicas Escuela de Medicina. Cuenca Ecuador 2012

24. Vidal, MA. Torres, LM. De Andrés, JA. Moreno-Azcoitia, M. Estudio Observacional sobre el dolor postoperatorio leve o moderado desde

el punto de vista del anestesiólogo en España. PATHOS. Revista de la Sociedad Española Dolor 2007. Citado por Vásquez Velasco María Cristina. "Manejo del dolor postquirúrgico en los pacientes del Servicio de cirugía y gíneco-obstetricia del hospital Homero castanier crespo de la ciudad de azogues, durante El año 2011" en la tesis para obtención del título de médica. Universidad de Cuenca, Facultad de Ciencias Médicas Escuela de Medicina. Cuenca Ecuador 2012.

25. Muñoz, J. Manual del dolor agudo postoperatorio. Comisión Hospital sin Dolor. Hospital Universitario La Paz Madrid. 2010. Citado por Vásquez Velasco María Cristina. "Manejo del dolor postquirúrgico en los pacientes del Servicio de cirugía y

gíneco-obstetricia del hospital Homero castanier crespo de la ciudad de azogues, durante El año 2011” en la tesis para obtención del título de médica. Universidad de Cuenca, Facultad de Ciencias Médicas Escuela de Medicina. Cuenca Ecuador 2012.

26. Herrera, O. Rodríguez, J. Espinoza, A. “Anestesiología Clínica”. 3 ª ed.- Mediterráneo 2008. Págs.: 60-66, 113-117, 333-338. Citado por Vásquez Velasco   María Cristina. “Manejo del dolor postquirúrgico en los pacientes del Servicio de cirugía y gíneco-obstetricia del hospital Homero castanier crespo de la ciudad de azogues, durante El año 2011” en la tesis para obtención del título de médica. Universidad de Cuenca, Facultad de Ciencias Médicas Escuela de Medicina. Cuenca Ecuador 2012.

27. Lopez-Ramirez M, Vilchez-Perez MA, Gargallo-Albiol J, et al: Efficacy of low-level laser therapy in the management of pain, facial swelling, and postoperative trismus after a lower third molar extraction. A preliminary study. Lasers Med Sci 27:559, 2012. Citado por: Eshgpour M. y colaboradores. Is Low-lever laser theraphy effective in the management of pain and swelling after mandibular third molar surgery. 2016 The American Association of Oral and Maxillofacial Surgeons. J Oral Maxillofac Surg -:1.e1-1.e8, 2016.

28. Rakprasitkul S, Pairuchvej V. Mandibular third molar surgery with primary closure and tube drain. Int J Oral Maxillofac Surg. 1997;26:187–90. Citado por Perez H., Bravo R., Mardones M., Argandoña J. Estudio comparativo en la utilización de

drenaje postextracion de terceros molares impactados. Revista Española de Cirugía Oral y Maxilofacial. 2 0 1 6;38(2):70–75.

29. Osunde, O. D., Adebola,R. A.,Saheeb, B. D. A comparative study of the effect of suture-less and multiple suture techniques on inflammatory complications following third molar surgery. Oral Maxillofac. Surg. 2012; 41: 1275–1279.

30. Mora O., Cabrera A., Ayala A., Agurto J. Influencia del uso de sutura no absorbible sobre las características de la cicatrización en cirugía de terceros molares retenidos. ODOUS CIENTIFICA Vol. 14 No. 2, Julio – Diciembre 2013.

31. Morejon F., Alvarez Y. Evolución postquirúrgica del cierre de la herida

quirúrgica por segunda intención en terceros molares. Revista de Ciencias Médicas de Pinar del Río. 2014; 18(6): 1008-1016.

32. Medeiros P. Cirugía de Dientes Incluidos. Extracción del Tercer Molar. Accesos Quirúrgicos. Editora Santos 2006: 51-58 5.

33. Romero M. El Tercer Molar Incluido. Glaxo Smith Kline 2001:105-147.

34. Simarro, D. Valoración de la condición periodontal del segundo molar luego de la aplicación de dos técnicas de incisión distintas para la odontectomía del tercer molar mandibular retenido. Trabajo especial de grado para optar al título de especialista en Cirugía Bucal. Universidad Central de Venezuela, Caracas, Venezuela 2007.

35. Greco, J. Estudio comparativo entre el cierre primario y el cierre secundario posterior a la odontectomía de terceros molares. Trabajo especial de grado para optar al título de especialista en Cirugía Bucal. Universidad Central de Venezuela, Caracas, Venezuela 2007.

36. Cedeño, J. Estudio controlado del efecto de la bencidamina en el tratamiento de la inflamación posterior a la odontectomía del tercer molar. Trabajo especial de grado para optar al título de especialista en Cirugía Bucal. Universidad Central de Venezuela, Caracas, Venezuela 2002.

37. Ghanem, A. Estudio controlado sobre el efecto de la bencidamina Vs. el diclofenac Sódico en el tratamiento de la inflamación posterior a la odontectomía del tercer molar. Trabajo

especial de grado para optar al título de especialista en Cirugía Bucal. Universidad Central de Venezuela, Caracas, Venezuela 2002.

38. Sthory, Y. Resultados clínicos de las odontectomías de terceros molares, sin el uso de suturas, en pacientes que asisten al postgrado de Cirugía Bucal de la Universidad Central de Venezuela. Trabajo especial de grado para optar al título de especialista en Cirugía Bucal. Universidad Central de Venezuela, Caracas, Venezuela 2008.

39. Dubois, D., Pizer, M.E., Chinnis, R.J. Comparison of primary and secondary closure techniques after removal of impacted third molars. J Oral Maxillofac. Surg. 1982: 11: 630–634.

40. Hernández R., Fernández C., Baptista L. Metodología de la Investigación. Cuarta Edición. Mc GrawHill Interamericana. México DF. 2006.

41. Laskin, D. (1987). Cirugía Bucal y Maxilofacial. Buenos Aires - Argentina: Médica Panamericana .S.A.

42. Hernández, M. (2003). Los Molares Permanentes. San José - Costa Rica: La Universidad de Costa Rica.

43. Gay Escoda, C. (2004). Accidentes y complicaciones de la exodoncia. Barcelona-España: Oceano.

IV.6 ANEXOS

Anexo I. INSTRUMENTO DE RECOLECCIÓN DE DATOS.

MEDICION VISUAL DE HEMORRAGIA

Nombre   y   apellido
____

Edad _______
Sexo M ____ F ____
Dientes _________________

Día 1
Presencia de hemorragia SI ____ NO ____ Derecho ____
Izquierdo ____

Día 5
Presencia de hemorragia SI ____ NO ____ Derecho ____
Izquierdo ____

Día 7
Presencia de hemorragia SI ____ NO ____ Derecho ____
Izquierdo ___

MEDICION VISUAL DE PROCESO INFECCIOSO

Nombre   y   apellido
____

Edad ______
Sexo M ___ F ___
Dientes ________________

Día 1
Presencia de infección   SI ___ NO ___   Derecho ___
Izquierdo ___

Día 5
Presencia de infección   SI ___ NO ___   Derecho ___
Izquierdo ___

Día 7
Presencia de infección   SI ___ NO ___   Derecho ___
Izquierdo ___

Anexo II

DOLOR

Nombre y apellido____
Edad _______
Sexo M ____ F ____
Dientes ________________

DIA 1
Lado derecho

0	1	2	3	4	5	6	7	8	9	10
Nada										Insoportable

Lado izquierdo

0	1	2	3	4	5	6	7	8	9	10
Nada										Insoportable

DIA 5
Lado derecho

0	1	2	3	4	5	6	7	8	9	10
Nada										Insoportable

Lado izquierdo

0	1	2	3	4	5	6	7	8	9	10
Nada										Insoportable

DIA 7
Lado derecho

0	1	2	3	4	5	6	7	8	9	10
Nada										**Insoportable**

Lado izquierdo

0	1	2	3	4	5	6	7	8	9	10
Nada										**Insoportable**

Anexo III

MEDICIÓN MANUAL DEL EDEMA

 Nombre y apellido____

Edad ______

Sexo M ____   F ____

Dientes ________________

Día 0 antes de la cirugía

Edema (medición manual)

Cierre primario

Distancia ángulo externo del ojo- ángulo gonial _____________
mm

Distancia Tragus-ala de la nariz __________ mm

Cierre secundario

Distancia ángulo externo del ojo- ángulo gonial _____________
mm

Distancia Tragus-ala de la nariz __________ mm

Día 1 después de la cirugía

Edema (medición manual)

Cierre primario

Distancia ángulo externo del ojo- ángulo gonial _____________
mm

Distancia Tragus-ala de la nariz __________ mm

Cierre secundario

Distancia ángulo externo del ojo- ángulo gonial _____________
mm

Distancia Tragus-ala de la nariz __________ mm

131

Día 5 después de la cirugía
Edema (medición manual)
Cierre primario
Distancia ángulo externo del ojo- ángulo gonial ____________
mm
Distancia Tragus-ala de la nariz _________ mm

Cierre secundario

Distancia ángulo externo del ojo- ángulo gonial ____________
mm
Distancia Tragus-ala de la nariz _________ mm

Día 7 después de la cirugía
Edema (medición manual)
Cierre primario
Distancia ángulo externo del ojo- ángulo gonial ____________
mm
Distancia Tragus-ala de la nariz _________ mm

Cierre secundario

Distancia ángulo externo del ojo- ángulo gonial ____________
mm
Distancia Tragus-ala de la nariz _________ mm

Anexo IV

CONDICIONES DE LA HERIDA

Nombre y apellido_______________________________________

Edad _______

Sexo M ____   F ____

Dientes __________________

7 días postoperatorios, retiro de sutura

Presencia de dehiscencia

Cierre primario __________   Cierre secundario __________

Intensidad de eritema   LEVE / MODERADA / SEVERA

Cierre primario __________   Cierre secundario __________

Presencia de detritus alimentos

Cierre primario __________   Cierre secundario __________

Anexo V

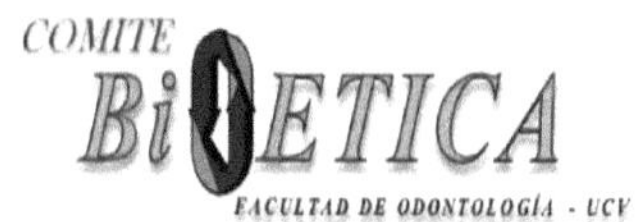

CB-CIR-034-2014

Caracas, 2 de febrero de 2015

Estimada Od. Belkis Albarrán

Nos dirigimos a usted en la oportunidad de informarle que el Comité de Bioética de esta Facultad, una vez analizado su proyecto de investigación bajo el título:

"ESTUDIO COMPARATIVO EN ODONTECTOMIA DE TERCEROS MOLAR CON EL USO Y SIN EL USO DE SUTURAS, EN PACIENTES QUE ASISTIERON AL POSTGRADO DE CIRUGÍA BUCAL DE LA UNIVERSIDAD CENTRAL DE VENEZUELA"

Concluye que aprueba el protocolo de investigación presentado por usted, por lo tanto, tiene el **Aval Inicial**, el cual tiene validez de un año a partir de la fecha 2 de febrero de 2015 hasta el 2 de febrero de 2016. Se le informa que debe presentar un informe sobre los resultados parciales o finales de la investigación durante el lapso antes mencionado, ya que el aval es indispensable para defender su presentación o para publicarla. En caso de no

134

concluir la investigación, deberá consignar un informe con los resultados parciales para prorrogar el aval o en el mejor de los casos un informe con los resultados finales de su investigación y poder concluir el seguimiento de la investigación por parte del Comité de Bioética.

El Comité no subroga ni reemplaza de responsabilidad a quienes han solicitado su aval, para realizar un proyecto de investigación o asesoramiento. Las resoluciones no son amparo jurídico directo, ya que la ejecución debe estar en manos del profesional responsable.

Sin otro particular a que hacer referencia,

Atentamente,

Profa. Kenny Loyo Molina

Coordinadora del Comité de Bioética

Anexo VI

CONSENTIMIENTO INFORMADO PARA PARTICIPAR COMO SUJETO EN LA INVESTIGACIÓN TITULADA ESTUDIO COMPARATIVO EN ODONTECTOMIAS DE TERCEROS MOLARES RETENIDOS CON EL USO Y SIN EL USO DE SUTURAS, EN PACIENTES QUE ASISTIERON AL POSTGRADO DE CIRUGÍA BUCAL DE LA UNIVERSIDAD CENTRAL DE VENEZUELA.

Yo, ___________________________________, de________ edad, identificado con la cédula de identidad N°______________, domiciliado(a) en_________________________________

He decidido voluntariamente participar en este estudio, recibiendo una explicación detallada de la naturaleza y propósito del estudio. Se me ha explicado que al realizar el procedimiento de cirugía de terceros molares retenidos, el investigador colocará sutura en la herida del lado izquierdo y el lado contralateral permanecerá sin suturar con el fin de evaluar y valorar el signo de edema mediante el uso de una cámara fotográfica y hemorragia de manera visual. El investigador me ha informado sobre los posibles riesgos y beneficios del estudio a realizar; en el lado que no será suturado se puede presentar hemorragia y menor edema mientras que en el lado suturado se puede presentar mayor edema y menos o no la presencia de hemorragia.

Se me ha informado en forma clara y suficiente que el procedimiento al que me someto produce grados de inflamación variables independientemente de la colocación o no de material de sutura. Así mismo, me garantizan la confidencialidad, el resguardo de la información y mi identidad o la de mi representado(a).

Estoy al tanto y asumo la cancelación de las tarifas de procedimiento de cirugía de terceros molares, me informaron que el procedimiento no contempla compensaciones ni indemnizaciones.

Confío en el buen juicio y las decisiones del investigador, buscando siempre el mayor beneficio, razón por la cual si surgiese cualquier situación inesperada durante el tratamiento, autorizo al operador a realizar el procedimiento o maniobra que estime oportuna para la resolución de dicha situación. Se me ha explicado que se me darán las indicaciones pre y postoperatorias, según sea el caso, las cuales me comprometo a cumplir. Me siento libre, sin coacción ni manipulación, para decidir de acuerdo con mis valores e intereses y me declaro competente para tomar las decisiones que correspondan. En tal sentido DOY MI CONSENTIMIENTO AL INVESTIGADOR A REALIZAR EL TRATAMIENTO PERTINENTE DEL TRABAJO DE INVESTIGACION, la cual tendrá fines académicos y podrá ser presentado en clases o eventos científicos o educativos _______ o NO CONSIENTO _______, con el buen entendido que puedo retirar este consentimiento por escrito cuando así lo desee, sin represalia, ni penalidad alguna.

Nombre del Paciente: ____

Edad: _______ C. I________________Firma__________

Nombre del Representante Legal:_________________________________Firma:

_____________________ CI:_______________ Así mismo doy fe de que mi representado dio su ASENTIMIENTO SI____NO____.

Parentesco: ________________ C.I. _____________ Firma:

____

Testigo:____________________

C:I_______________Firma:___________________________

Testigo:______________________________ C.I:__________________

Firma:_____________________________

NOMBRE DEL INVESTIGADOR:

OD. Belkis Albarrán , CI. 15.581.684

TELF.: 04165016871. COV. 25500 MPPS 25220

FIRMA

Caracas, _______ de__________ de ___________

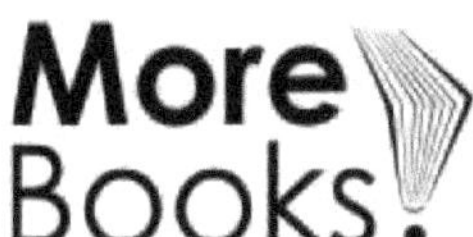

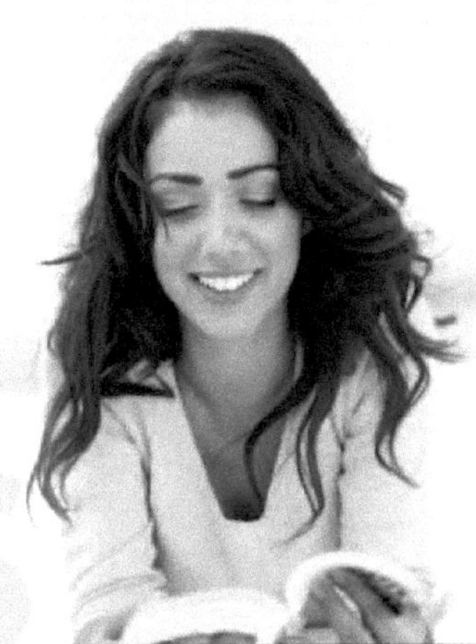

I want morebooks!

Buy your books fast and straightforward online - at one of world's fastest growing online book stores! Environmentally sound due to Print-on-Demand technologies.

Buy your books online at
www.morebooks.shop

¡Compre sus libros rápido y directo en internet, en una de las librerías en línea con mayor crecimiento en el mundo! Producción que protege el medio ambiente a través de las tecnologías de impresión bajo demanda.

Compre sus libros online en
www.morebooks.shop

KS OmniScriptum Publishing
Brivibas gatve 197
LV-1039 Riga, Latvia
Telefax: +371 686 204 55

info@omniscriptum.com
www.omniscriptum.com

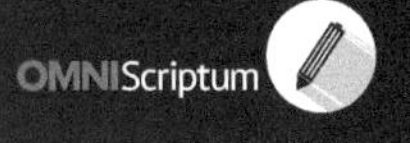

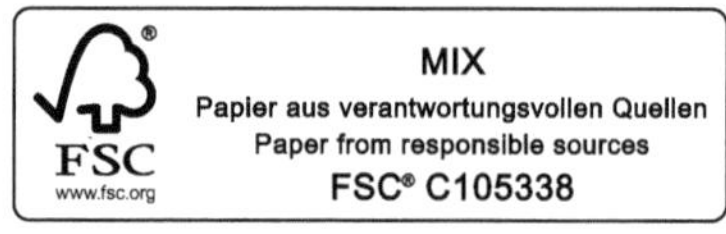

FSC
www.fsc.org
MIX
Papier aus verantwortungsvollen Quellen
Paper from responsible sources
FSC® C105338